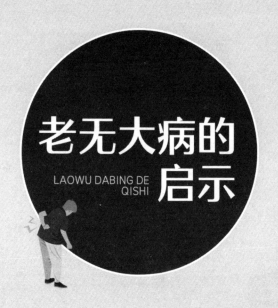

老无大病的启示

LAOWU DABING DE
QISHI

蓝统胜　李桂英　编著

U0396005

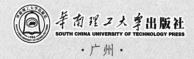

华南理工大学出版社
SOUTH CHINA UNIVERSITY OF TECHNOLOGY PRESS

·广州·

图书在版编目（CIP）数据

老无大病的启示/蓝统胜，李桂英编著. —广州：华南理工大学出版社，2021.3

ISBN 978 - 7 - 5623 - 6624 - 9

Ⅰ.①老…　Ⅱ.①蓝…　②李…　Ⅲ.①老年病 - 预防（卫生） - 基本知识　Ⅳ.①R592

中国版本图书馆 CIP 数据核字（2021）第 026786 号

老无大病的启示

蓝统胜　李桂英　编著

出 版 人： 卢家明

出版发行： 华南理工大学出版社

（广州五山华南理工大学 17 号楼，邮编 510640）

http://www.scutpress.com.cn　E-mail：scutc13@ scut. edu. cn

营销部电话：020 - 87113487　87111048（传真）

责任编辑： 张　颖

印 刷 者： 佛山市浩文彩色印刷有限公司

开　　本： 890mm×1240mm　1/32　**印张：** 3.375　**字数：** 73 千

版　　次： 2021 年 3 月第 1 版　2021 年 3 月第 1 次印刷

定　　价： 20.00 元

前言

习近平总书记说："人民对美好生活的向往，就是我们的奋斗目标。"

人们对美好生活的向往是多方面的，其中重要内容之一，就是希望一辈子健健康康，快乐长寿，临终前不患大病。但在现实生活中，有不少人，尤其是老人一旦患大病，特别是患癌后动手术、放化疗，往往花费数十万甚至上百万，即使有公费医疗，其中的自费项目，往往也是一笔庞大的开支。患者本人非常痛苦，子女也受拖累，不少家庭还会欠下一笔债，甚至卖掉房子、车子，最后可能人财两空，非常悲惨！

那么，这种悲剧能否避免呢？老人临终前能否不患大病呢？从事微量元素医学研究数十年，我们检测了三万多人头发的微量元素，帮助他们调理身体，积累了大量研究数据和实践经验。我们自己身体力行，运用微量元素医学"防重于治，食疗胜于药疗"的理念调理身体，使得我们在近九十岁时仍

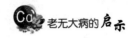

能保持较好的健康状态，精力充沛，每天工作四五个小时，很少到医院看病。我们认为，采取有效措施，保持身体微量元素平衡，老年人是可以少犯大病，甚至不犯大病，过上健康快乐幸福的晚年生活！

退休前，蓝统胜教授是中国钨协理事会理事、中国微量元素科学研究会会员，李桂英教授是中国微量元素科学研究会会员、广东省微量元素科学研究会理事；退休后，我们被聘为广州市老科技工作者协会会员、广州市微量元素研究所研究员、广东省科普讲师团讲师，积极宣传微量元素医学知识，举办了2000多场微量元素保健知识报告会，听众达30多万人。退休后我们编写出版了《运用微量元素医学知识防治心血管病、癌症、糖尿病》《微量元素防病指南》两本科普读物，深受广大读者欢迎，后者于2009年荣获广州市第二届优秀科普作品奖。本书是在《运用微量元素医学知识防治心血管病、癌症、糖尿病》《微量元素防病指南》这两本书的基础上修订而成，是我们三十多年来利用微量元素医学知识防病治病的经验总结，希望广大读者重视微量元素对健康的重要作用，衷心祝愿广大老年朋友身体健康，家庭幸福，快乐地度过晚年生活！

夕阳无限好，黄昏更灿烂！

蓝统胜　李桂英
联系方式：13316078962

目录

第一章 人为什么会患大病

第一节 人患大病的外因

随着经济高速发展，工商业的繁荣，而环保治理跟不上，工业废水、废气、废渣不断排放，空气、河流、耕地不可避免地受到了污染。另外，在农业生产上大量使用农药、化肥，农产品中有毒有害物质增多。2014年4月19日《参考消息》报道："中国有近五分之一的耕地受到污染""这个问题是中国长达30年的经济高速增长和工业扩张带来的结果""中国国土资源部公布，已经有0.5亿亩耕地不适于进行农业种植"。环保人士称，"余下的耕地中，大多数属于低质或中质水平，几十年来大规模使用化肥和杀虫剂，使得这些耕地丧失了生产能力""农业受到工业污染的影响，但同时农业自身也造成了许多污染"。可见环境污染达到相当严重的地步。

我国有几千年的农耕历史，土壤肥分已被作物大量吸收，而现在大量施用农药、化肥，造成耕地板结，有毒有害的物质增多，土壤肥分下降，农产品质量不高，元素品种不齐全，人民群众吃了，达不到元素平衡的要求，使健康水平下降，疾病增多。

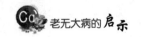

党中央已深刻认识到这一点，特别是在党的十八大以来，明确提出大力推进生态文明建设，努力建设美丽中国，实现中华民族永续发展。有些重点项目，习近平总书记亲自过问亲自抓。例如，他视察长江经济带，提出对长江这条母亲河要搞大保护，不搞大开发。规定靠近长江1公里处的化工厂，一律拆除。各省市政府立即动手拆除，沿江两岸民众响应习近平总书记号召，大规模开展植树造林活动。短短的一段时间，长江经济带面貌已大为改观。

党中央大力提倡开发清洁能源，据媒体报道，过去我国每年要动用35亿吨煤发电，煤都抚顺根本看不到天空原来的颜色。党中央决定要大力开发水电，继长江三峡、葛洲坝水电站之后，全国各地无数大中小水电厂相继投产。

党中央又大力提倡风力发电、太阳能发电，特别是强调发展核电，核电被公认为一种高效清洁能源，我国正从核电大国向核电强国转变。因此清洁能源正日新月异，燃煤发电逐年下降。

党中央已决策逐步减少农药、化肥的使用，要发展有机农业，习近平总书记号召，再不能以牺牲环境来发展经济。

总之，全国性环境污染防治，有党中央和政府安排实施，我们老百姓要操心的是管好自己家庭小环境的污染问题。家庭环境污染是患病的一个重要原因，医学上统计，70%的病是家庭环境污染造成的。家庭环境保护主要抓好以下三个方面：

（1）设净水机，饮洁净水。自来水本已是清洁水，但由于它是用氯气消毒，所以带有余氯，当加温至100℃时，会产生三氯甲烷致癌物；自来水管道、水龙头含有重金属等，会造成自来水二次污染。

（2）设活氧机，买回来的蔬菜、水果、肉类稍稍清洗一次，然后放在水盆水里，通过活氧处理，可以消除农药、化肥、抗生素、激素等有害物质，然后将这些蔬果肉类洗净后再煮食。

（3）室内摆设光触媒绢花或喷涂光触媒，可以消除甲醛、苯、酚等致癌物，还可除臭杀菌，保护环境。

第二节　人患大病的内因

地球是由元素组成的，人体与地球上所有生物一样，都是由元素组成的，人体有八九十种元素，这些元素在人体内又有其严格的组分、比值和结构，每种元素在体内过低或者过高，各元素之间比例不当都会致病。而起关键作用的有14种元素，即有益元素硒、锌、铬、钙、镁、铁、铜、锰、锶、钼、钴、镍以及有害元素铅、镉。以下分别介绍这14种元素在人体中的重要作用。

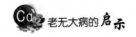

一、硒

硒的原子序数为 34，相对原子质量为 78.96，沸点为 684.9℃，具有非金属性，还有部分金属性。

硒的化学性质近似于硫。

硒的分布极不均匀，湖北恩施是我国也是世界上的高硒地区，硒的储量大，分布广。土壤硒平均值可高达 19.63mg/kg。但其他地区含量则很少，70% 的地区缺硒。

硒作为一种必需微量元素，其生化功能是多方面的，其中最重要的是硒的抗氧化性，可以说，硒的抗氧化性是硒生化作用的基础。

1. 硒的抗氧化性

硒的抗氧化性主要针对氧自由基及其衍生物。对于生命体来说，一方面依赖于氧，通过氧化过程获得生命活动所需的能量，而另一方面又会受到氧所造成的氧化损伤。对机体造成损伤的氧属于活性氧范畴，包括氧自身的活性形式及一些含氧化合物，其中有自由基，如超氧阴离子自由基（·O_2^-）、羟自由基（·HO）、氢过氧自由基（·HOO）、有机过氧自由基（·ROO）等。

硒的生物抗氧化作用的实现是通过含硒酶和非酶硒化合物两个途径。谷胱甘肽过氧化物酶是哺乳动物体内第一个被公认的含硒酶，能催化有毒的过氧化物还原为无害的羟基化合物，从而保护生物膜免受过氧化物引起的氧化损伤。

硒与维生素 E 在生物抗氧化作用方面的关联是二者在营养学上具有密切关系的基础，实验证明二者在抗脂质过氧化中表现出明显的协同效应。

2. 硒的生理功能

（1）参与酶的催化反应，促进正常代谢过程中产生的有毒过氧化物的分解，达到保护生物膜的目的。

（2）增强机体免疫力，硒能促进淋巴细胞产生抗体，使血液免疫球蛋白水平增高或维持正常，能促进吞噬细胞的功能。

（3）参与阻断自由基的反应。

（4）硒是体内拮抗有毒物质的保护剂，硒可以拮抗许多有害金属元素的毒性。

硒减少镉的吸收，降低镉在体内的蓄积；抑制镍的诱癌作用；抑制砷的毒性和致畸性；预防甲基汞中毒；还可降低铅、氟、顺铂、银等的毒性作用。

目前，我国在硒与癌症、心血管疾病和衰老等方面的研究卓有成效。

人体对硒的摄入一般为 $50 \sim 250 \mu g / d$，最高安全摄入量为 $550 \mu g / d$。

3. 硒与有关疾病

（1）硒能防治克山病、大骨节病。

（2）硒与心血管病：缺硒与冠心病、动脉硬化及高血压等心血管病密切相关。除抗氧化、抗血小板聚

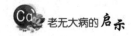

集外，硒还具有维持心血管正常结构与功能的作用。

（3）硒与白内障：老年性白内障的晶体硒含量下降至正常值的1/6，硒缺乏导致谷胱苷肽过氧化物酶活性降低，晶体抗氧化能力下降，自由基生成增加，脂质过氧化作用增强，促进白内障的发生。但大剂量的硒，同样会导致白内障的发生。

动物实验表明，低硒能明显降低细胞免疫功能。老龄状态下缺硒对机体的影响必须引起重视，硒对提高抗氧化能力、清除自由基、保护细胞膜、防止衰老有积极作用。

4. 硒与肿瘤

癌症患者血硒水平往往较健康人低，而且降低的程度随病情的恶化而加重。硒有防癌、抗癌作用。其抗癌作用机制大致可归纳为：

（1）通过抗氧化作用，清除自由基，保护细胞膜的结构与功能。

（2）硒与致癌剂相互竞争。

（3）改变细胞代谢，使致癌物对DNA损伤效应减轻。

（4）抑制细胞内蛋氨酸和蛋白质的合成，降低癌细胞的增殖速度。

（5）硒对前列腺素合成有影响，后者对肿瘤发生具有重要作用。

（6）硒能选择性地抑制癌细胞增殖、蛋白质的合成和DNA的复制，从而达到抑癌作用。

肝癌　硒能阻碍或完全抑制各种转移性癌细胞的增殖，调控肝细胞线粒体的结构与功能，选择性地抑制肝癌细胞的能量代谢。

乳腺癌　硒表现出明显的抑制效果，能降低乳腺癌发病率或减小肿瘤数，或延长潜伏期，或兼而有之。

白血病　白血病人体内硒含量显著低于正常值，硒含量与白血病的发病率及病情严重程度呈显著负相关。在人体中，硒能有效抑制白血病细胞生长，诱导部分白血病细胞分化成熟。同时硒又具有保护心、肝、肾等脏器功能，降低化疗药物毒性，使白血病治疗成为可能。长期适量硒摄入具有较好的防癌、抗癌效果。

消化道肿瘤如食管癌、胃癌、结肠癌、直肠癌的高发，经流行病学调查，证实与所处环境中低硒有关。

5. 硒中毒

持续摄入高硒食物、水等，可导致硒在体内蓄积而引起硒中毒。慢性硒中毒动物的特征是脱毛、畸形和肝硬化。急性硒中毒特征是脱发、脱指甲（趾甲）、皮疹、周围神经病变、牙齿颜色呈斑驳状态，龋齿发病率升高。如果每千克体重每日摄入硒 $400\mu g$ 以上就可导致急性中毒，过量的硒还可以引发眼病、眼充血。

对于硒中毒病人，只要脱离高硒环境，或中断高硒粮食或蔬菜的食用，一般均能自愈。高蛋白饮食、亚麻子油可降低硒的毒性，能减轻硒中毒症状。此外大量服用维生素 C、E 能加速硒的排泄。

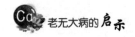

6. 硒的来源

有人对 30 种作物进行研究，发现玉米、燕麦等作物有很好的集硒能力。

二、锌

锌在化学周期表中第四周期ⅡB族，原子序数 30，是比较活泼的金属元素。人类口腔溃疡的发生频率和严重性与缺锌有关。

1. 锌的生理作用

锌与生长激素、促性腺激素和性激素、催乳素、甲状腺素、肾上腺皮质激素、胰岛素等均有一定关系。

锌通过改变细胞膜蛋白水平而影响机体免疫功能。

锌直接参与细胞免疫和体液免疫过程，锌是体内许多酶的组分，缺锌可能影响核酸合成中 RNA 聚合酶和 DNA 聚合酶的活性，使细胞 DNA 复制障碍，造成淋巴细胞对各种抗原的增殖反应降低；锌对淋巴细胞活化起作用，能诱导 B 淋巴细胞活性而产生免疫球蛋白，通过辅助 T 细胞数量增加，协助 B 淋巴细胞产生抗体而影响免疫球蛋白水平。缺锌导致胸腺素活性降低，影响淋巴细胞的分化和成熟；锌缺乏还严重影响 B 细胞在骨髓中的发育，显著降低 T 细胞功能，抑制巨噬细胞膜上的 ATP 酶，从而减弱其趋化作用，削弱机体免疫功能。

锌在细胞周期的各个环节上起重要作用，锌的缺乏可能破坏正常的细胞合成，其最终表现为生长抑制，细胞增殖及分化低下，淋巴细胞成熟及功能障碍。锌缺乏时，人和动物血中维生素 A 降低。

在防治维生素 D 缺乏症时，除补充维生素 A、D 和钙、磷外，也应给予适量的锌剂治疗，才能达到更理想的疗效。

锌缺乏不仅对妊娠和分娩有很大影响，而且与胎儿生长延迟、神经系统发育缓慢、先天畸形、免疫功能下降有密切关系。锌缺乏时，锌依赖酶活性降低，致使胎儿的细胞分裂、生长和再生受影响。

锌在脑中主要存在于脉络丛、海马回、松果体和血管中，结合于生物膜上，是脑组织细胞膜稳定的重要因素。锌参与脑脊液的形成，参与脑的代谢活动。锌是许多酶的复合因子，能保护脑内酶系统，维持膜结合酶活性，并影响着 DNA 合成、染色质结构和细胞分裂，锌对脑内环境稳态发挥多种功能，也可能涉及脑部的氧化代谢。

脑中的海马回是学习记忆活动的重要核团，有实验证明，海马回的含锌量与学习记忆呈明显的正相关，研究发现锌是神经发生和突触发生所必需的元素。锌缺乏，能通过改变注意力、神经心理行为和运动的发展影响认知能力。锌缺乏可使动物骨骼和中枢神经系统畸形，大量临床资料证明，缺锌极易引起神经、精神方面的异常表现。

锌是味觉素的结构成分，起着支持、营养和分化

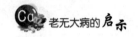

味蕾的作用，故缺锌时味觉减退，且易患复发性口腔炎。锌对味觉系统的作用很复杂，它可在唾液、味觉感受器、神经或脑中发挥作用，因此，临床上严重缺锌者有食欲不振，甚至有厌食症状。

精液中含有大量的锌，有人测定男子精液中锌含量比血浆锌含量高100倍以上。锌影响性腺发育，人体缺锌可影响脑垂体释放促性腺激素，使性成熟延迟，性腺功能减退，精浆中低水平的锌与生育力降低是相关的。

2. 锌与各种疾病

（1）锌与心血管疾病：低铜高锌饮食可诱发动脉粥样硬化，大量的锌可诱导肝脏合成富含半胱氨酸和巯基的蛋白质，这种蛋白质对铜的结合力大于锌，可结合大量铜，使游离铜减少，含铜酶活性降低，可引起胆固醇代谢紊乱，产生高胆固醇血症，易发生冠心病和高血压。

硫酸锌可有效对抗多种心律失常。

（2）锌与肝脏疾病：各型肝炎患者的血中，锌含量均较正常人低。

（3）锌与肠胃病：机体缺锌时，胃及十二指肠粘膜易形成溃疡。

摄入过量的锌，主要抑制铜的吸收，成人一次性摄入2克以上的锌，会发生锌中毒，其主要特征之一是上腹疼痛、腹泻、恶心、呕吐。

3. 锌的来源

干酪、虾、燕麦、花生等富含锌。

三、铬

铬处于周期表中的第 Ⅵ B 族，相对原子质量 51.996，原子序数 24，在地壳中的丰度为 0.02%，是第一过渡系白色坚硬的脆性金属。

铬在人体内的半衰期为 27 天。铬是动物和人必需的微量元素，维持人体健康的是三价铬。铬对维持人体健康非常重要，其生理需要量很少，约 $1\mu g/kg$ 即可满足机体的需要。食品的精加工过程可损失大量的铬，与多种疾病如老年性糖尿病、动脉粥样硬化等的发生有密切关系。成年人糖尿病和动脉粥样硬化高发区的人群组织中，铬的浓度有较低的趋势。

缺铬是引起动脉粥样硬化的致病因子之一。糖尿病人及中老年人一般都需要补铬。

1. 铬的生物化学功能

铬的生化功能主要是作为胰岛素的加强剂。

高铬地区居民中糖尿病发生率较低；而在缺铬地区糖尿病发生率较高。Ⅱ型糖尿病病人能产生大量的胰岛素，但血糖得不到很好的控制，而补充铬或摄入富铬饮食后，则能增强胰岛素的效应，提高病人的耐糖量，起到辅助治疗和预防糖尿病的作用。补充铬可显著改善动脉粥样硬化症状，降低胆固醇。

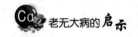

富含铬的饮食，可增强胰岛素的效应，预防Ⅱ型糖尿病的发生。

铬在改善糖尿病的糖耐量方面有重要作用。对老年糖尿病的患者补充无机铬（$CrCl_3 \cdot 6H_2O$）150μg/d，或者啤酒酵母9g/d，能显著提高糖耐量。

铬还能增加膜的稳定性，保护动脉内膜不受外因损伤。

铬缺乏是动脉粥样硬化的主要发病因素，铬是琥珀酸、细胞色素脱氧酶、葡萄糖磷酸变位酶等的必需微量元素，参与机体糖、脂质代谢，促进糖碳链及醋根渗入脂肪，并加速脂肪氧化。

2. 铬的毒性

成人每天需要 0.06 ～ 0.36mg 铬，如果过量摄入铬也可对人体造成损伤。

土壤中过量的铬会抑制水稻、玉米、棉花、油菜、萝卜等作物的生长，使作物不同程度减产。

Cr^{6+} 对人体的毒性化比 Cr^{3+} 大 100 倍，具有很强的氧化作用，还能与核酸结合。Cr^{6+} 对呼吸道、消化道有刺激作用，可产生癌诱变作用。

生产铬酸盐的工人，肿瘤发病率增加，平均潜伏期是 15.6 年。

3. 铬的致癌性

接触铬的工人易患肝癌、鼻癌、咽癌、鼻窦癌等。铬的致癌性似乎取决于铬的氧化态及其化合物的溶解性，以水溶性较低的衍生物活性较高，它能长期沉积在肺部，不断进行细胞渗透，这也说明铬致肿瘤的易发部位在肺部。

4. 铬的来源

少数食物如花椰菜，某些水果酒含铬量高，摄入这些食物，可限制单糖引起的矿物质排泄，是增加机体供铬的最佳方案。

四、钙

钙在元素周期表第四周期 Ⅱ A 族，原子序数 20，相对原子质量 40.08。

1. 生理作用

维持细胞功能，是牙齿、骨骼的主要成分；参与心脏搏动、神经信息传递、肌肉收缩等生理生化活动；控制体液酸碱平衡，参与血液凝固，改善血液粘稠度，消除多余血脂和胆固醇等。

2. 钙过低

缺钙是体弱、亚健康状态、富贵病的主要原因。可引起软骨病、关节炎、高血脂、糖尿病、肌肉抽筋、指端麻木、头痛、记忆力衰退等。

3. 钙过高

钙过高，会引发高钙血症、骨质硬化、白内障、骨关节炎、高血压等疾患。

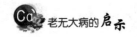

4. 补钙食物（单位：mg/100g）

木耳 733、荷叶 719.58、胡萝卜 458、紫菜 422、泥鳅 414、花菜 397、豆腐 286、花生仁 284。

五、镁

镁在元素周期表第三周期ⅡA族，原子序数 12。

1. 镁与健康

临床上，镁对缺血性心脏病有治疗效果，是由于在心脏缺血性损伤时，镁有维持心脏正常节律的作用。在软水地区，心血管病死亡率高于硬水区，可能与镁离子的含量有关。镁在体内参与碳酸酐酶合成，从而影响神经外液的酸碱度，若 CO_2 积聚过多则可能引起癫痫的复发。镁参与心肌纤维 ATP 的水解、心肌活动，维持神经血管和心脏系统的正常功能，促进遗传物质的合成。

2. 镁过低

镁过低会引起心肌坏死、心肌梗塞、代谢性碱中毒、动脉硬化、心血管病、白血病、白内障、糖尿病、肝病、胃结石、尿结石、器官衰老、听觉迟钝、骨变形、膜异常。

3. 镁过高

镁过高引发某些癌症、麻木症。

4. 补镁食物（单位：mg/100g）

甘草 462、虾皮 347、黑豆 238、黄豆 233、燕麦片 211、香菇 187、花生 137、核桃 130、黄花菜 74、紫菜 61。

六、铁

铁在元素周期表中原子序数 26，相对原子质量 55.85。

在许多土壤中铁的含量高达 4%。

1. 铁的生理作用

铁是人体内含量最丰富的过渡金属。

铁化学性质活泼，极易得失电子，产生高反应性氧自由基或铁氧、过氧铁复合物，导致生物体的组织损伤。

地球上生存的所有生物体中都含有铁，也需要铁。

正常人体平均含铁量：男性为 3.8 克，女性为 2.3 克。

铁主要用于合成血红蛋白，是构成各种金属酶的必需成分，或活化某些金属酶和它的辅助因子，在机体运送氧和细胞内电子传递中发挥重要作用。

目前，已知机体含有数十种铁酶或铁依赖酶。

在脑发育的关键阶段，若发生铁缺乏会造成不可逆的脑发育损伤。

缺铁对脑功能的影响，可能有以下几方面的机制：

（1）对单胺氧化酶（MAO）、色氨酸羟化酶和醛氧化酶等的影响。这些酶的活性降低将导致脑中一些神经递质如儿茶酚胺、5－羟色胺（5－HT）代谢障

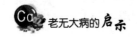

碍。脑组织 MAO 是一种铁依赖酶，是灭活单胺类神经递质的重要酶，缺铁会影响 MAO 活性，引起单胺类神经递质的代谢障碍。

（2）中枢神经系统 DAD_2 受体数目降低。

（3）影响线粒体电子传递，从而影响能量代谢。

2. 缺铁性贫血

缺铁性贫血对机体的影响是多方面的。

（1）含铁酶功能降低。

（2）影响行为和智力发育。铁缺乏的婴幼儿表现为对周围事物不感兴趣，易于烦躁，运用智力解决问题的主动性降低，全神贯注时间变短，学习能力和记忆力差；青少年表现为学习能力和工作耐力降低；成人表现为冷漠呆板。

（3）机体抗感染能力降低。缺铁时白细胞吞噬能力降低，感染性疾病患病率有所增加。

（4）影响机体的体温调节。铁缺乏的妇女对冷的抵抗力下降，表现为怕冷、寒战、失眠等。

（5）影响机体生长发育。缺铁时体重增长迟缓，骨骼异常。

3. 铁过量与疾病

人类可由于大量食用铁强化食品、红肉（含血红素铁），使用铁制炊具、超量服用维生素 C、饮用柠檬酸、嗜酒等而摄入过量的铁。

体内铁的贮存过多与许多疾病如心脏病、肿瘤、糖尿病、关节炎、骨质疏松症等有关。

（1）铁与肝脏疾病的关系：肝脏铁过载有两种严重后果，即铁过多引起肝纤维化和肝细胞肿瘤。肝纤维化可发展为肝硬化。几乎有1/3的血红蛋白沉着症和肝硬化的病人发生肝细胞癌。

（2）铁与心脏病的关系：缺铁性贫血病人不易患心血管疾病，心脏病患者体内铁的含量明显高于正常人，且与血压、白细胞比容、胆固醇、低密度脂蛋白等呈显著正相关。

（3）铁与肿瘤的关系：高铁贮存与肿瘤危险性的增加有关。大量的流行病学资料显示，体内铁贮存过多，与肝、结肠、直肠、肺、食管、膀胱等多种器官的肿瘤发生有关。

机体内铁贮存过多，诱发肿瘤的发生和发展的可能机制，包括以下两个方面：

（ⅰ）铁过多，诱导的脂质过氧化反应增强，导致机体氧化和抗氧化平衡失调，直接损伤DNA，诱发突变。

（ⅱ）铁可能是肿瘤细胞生长和复制的限制性营养素，体内铁水平高，可增加某肿瘤细胞的生存和生长，成为临床上可检测到的肿瘤。

4. 铁的来源

动物肝脏、动物全血、畜禽肉类、鱼类等。

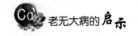
七、铜

金属铜，原子序数 29，相对原子质量为 63.54。

1. 铜的生理作用

生物体在利用氧进行新陈代谢的过程中，常有氧自由基产生，氧自由基在生理状态下，有增强吞噬细胞对细菌的吞噬能力、抑制细菌繁殖、增强机体抗感染和免疫力功能，但在某些病理状态下，氧自由基又能对组织产生不可逆的损伤，损害组织细胞的结构和功能，从而成为许多疾病发生、发展的病理学基础。超氧化物歧化酶是生物体内重要的抗氧化酶，具有特殊的生理功能，是生物体内清除自由基的首要物质。而铜是超氧化物歧化酶（SOD）的辅基。

铜为人体必需的微量元素，为血浆铜蓝蛋白、超氧化物歧化酶、细胞色素 c 氧化酶等的构成要素，对造血系统、中枢神经系统的发育，对骨骼及结缔组织的形成具有重要作用。

2. 铜缺乏症

由于胎儿期肝中贮存的铜仅能满足胎儿出生后 2～5 个月的需求，若此后铜供应不足，则在婴幼儿期可发生后天性铜缺乏，早产儿最易在出生后发展成铜缺乏。

婴儿出生后肝贮存铜因消耗而减少，同时较快的生长速度对铜需要量增加，与人乳相比，牛乳铜含量少，不易吸收，用牛乳喂养的婴儿容易发生铜摄入不足。

铜缺乏的临床表现为：

（1）生长发育停滞，瘦小羸弱。

（2）毛发退色，稀疏，不能耐受阳光照射。

（3）面无表情，反应迟钝，精神、运动系统发育迟缓，肌张力低下。

（4）脂溢性皮炎，浅表静脉扩张。

（5）骨骼发育障碍，因缺铜后骨质中胶原纤维合成受损，表现为骨骼缺损，骨质疏松，长骨和肋骨骨折，X射线检查可见长骨端张开，干骺分离，形成杯状凹陷，伴有骨刺形成和骨膜增生。

（6）中性粒细胞减少。

（7）小细胞低色素性贫血。

（8）肝、脾肿大。

（9）血清白蛋白、γ球蛋白、血清铁降低，血清铜及 CP 含量减少。

（10）免疫力低下，易患呼吸道感染。

3. 铜的毒性

使用铜制烹饪炊具，在加热和贮存食物过程中可使铜离子溶出，长期使用可引起肝功能损伤，儿童尤为敏感，严重者可导致肝硬化。

铜对动物的毒性不只限于肝、中枢神经系统。经口摄入过量的铜盐，可出现强烈的胃肠反应，稍后则出现肾脏损害及溶血症。

4. 含铜较高的食物

生蚝、鱿鱼、松蘑、菜干、鹅肝、章鱼、榛子等。

八、锰

金属锰原子序数 25，相对原子质量 54.94，为灰白色、硬而脆有光泽的活泼金属。

我国南方砖红壤和红壤中，有锰的富集现象。

茶叶含锰丰富，喝茶有益于锰的吸收。

1. 锰的生理作用

锰可促进骨骼生长发育，保护细胞线粒体的完整性，保护正常的脑功能，还能维持正常的糖、脂肪代谢，改善机体的造血功能。锰还能增强内分泌，维持甲状腺的正常功能，促进性激素的合成，调节神经反应。

锰是超氧化物歧化酶（Mn-SOD）的重要组成成分，Mn-SOD 在机体中担负着清除氧自由基、保护生物膜免受脂质过氧化作用，维护生物膜的完整性。

锰是脑发育和脑功能活动所必需的金属元素，但过量的锰也会对中枢神经系统产生不可逆转的损害。

2. 锰缺乏症

缺锰时，胰岛 B 细胞量减少，A 细胞增多，胰腺分泌胰岛素受阻，血中胰岛素水平降低，机体糖耐量降低，糖的利用率降低，导致糖尿病。肝脏以极低密度脂蛋白的形式释放入血的三酰甘油减少，从而造成肝脏三酰甘油堆积，最终导致脂肪肝。

锰缺乏，可能是引起骨质疏松和易发生骨折的原因之一。

孕期缺锰，胎儿可发生生长停滞、出生后智力低下、先天性共济失调、脑功能失调、平衡功能障碍等症状。但过量的锰进入体内同样会损伤神经系统，影响学习和记忆能力。

锰是生殖必需的元素，动物缺锰会出现发育迟缓，卵巢和睾丸萎缩，性成熟障碍等症状。

癌症患者发锰含量显著低于正常人，在动物诱癌实验中也看到，随着癌瘤的发生与发展，肝、肺中锰含量降低，肿瘤部位锰含量升高，但总的来看，尚有许多问题需要进行更加深入的研究。

3. 锰的毒性

人体过量吸收锰后，可能破坏育龄妇女卵母细胞正常成熟，使受精能力下降，甚至导致不孕不育或者流产、畸胎、死胎等。

长期暴露于锰的电炉工可发生明显的性功能障碍，主要表现为阳痿、早泄、性欲低下等。

锰毒性早期对肝脏也可能产生损害作用。

锰引起镁离子减少，镁缺乏时会导致肌肉功能紊乱，如震颤、无力、运动失调、手足搐搦等。

低锰或高锰都可降低体内硒的水平，有可能是低锰降低了组织对硒的吸收或增加了排泄。人体内锰过量，可抑制生物机体多种酶的活性，尤其是抑制含锌

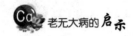

酶、含巯基酶和能量代谢酶。

　　锰中毒可引起肝硬化、坏死性病变和糖类代谢障碍。超氧化物歧化酶是人体内自由基的清除剂，具有抗衰老作用，而锰又是此酶的重要的活性成分，当锰缺乏时，Mn-SOD 活性降低，则机体抗衰老作用减弱，因而长寿可能与高锰存在某些关系。我国广西巴马县长寿公社的长寿老人，发锰含量明显高于其他地区。

　　锰和铁也相关，锰抑制铁的吸收，给动物提供大量锰时，可出现贫血。锰有拮抗镍的作用。

　　4. 锰的来源

　　锰含量较高的食物有粗粮、核桃、花生、绿叶蔬菜。老人适量补锰，可防止动脉硬化发生，延缓机体衰老。

　　九、锶

　　锶在元素周期表第五周期 II A 族，原子序数 38。

　　1. 锶的生理作用

　　（1）锶是人体骨骼、牙齿的组成成分。

　　（2）可平衡钠的吸收与排泄，能预防高血压等心血管疾病。

　　（3）保护生物膜稳定性，对维持细胞内外 Ca^{2+} 浓度差起重要作用，可置换尿结石中的钙，使结石变小。

　　缺锶导致骨折难愈合，抽搐，白发，龋齿，尿结石，老年性骨质疏松。

高锶可致关节疼痛、变大，活动时有响声，骨骼变形，肌肉萎缩，贫血。

2. 含锶较高的食物（单位：mg/100g）

芥菜 5.73、山楂 2.69、黄芪 1.168、冬瓜 1.12、鲩鱼 0.256、菜花 0.25 等。

十、钼

钼在元素周期表第五周期ⅥB族，原子序数 42。

它是第二过渡系元素中惟一具有特殊生物功能的元素。

别嘌醇在黄嘌呤氧化酶的催化下，氧化为羟基嘌呤醇，羟基嘌呤醇能与钼相结合，使之变为 4 价，故可抑制尿酸的生成。

钼酸钠能显著抑制一些动物肿瘤的生长，还能抑制乳腺癌的发生。

1. 钼与健康

近年来发现，钼是大脑必需的七种微量元素（铁、铜、锌、锰、钼、碘、硒）之一，而且迄今认为钼是一种抗癌元素。

钼在人体的重要作用是防止龋齿，促进铁的新陈代谢，保护男子的性能力，钼还可以预防贫血和癌症。

2. 钼与疾病

缺钼导致儿童和青少年生长发育不良，神经异常，智力发育迟缓，影响骨骼生长，龋齿的发生率显著增

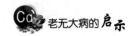

加，而且会引起克山病（急性心肌炎）、肾结石、大骨节病和食道癌等，且易患高血压、糖尿病。更为严重的是在一些低钼地区食管癌发病率高。人体钼缺乏时，亚硝酸不能还原成氨，使亚硝酸在体内富集，会导致癌症的发生。机体内外环境中，钼水平与食管癌的死亡率呈负相关，补钼后，能降低食管癌的发病率。缺钼增加了二氧化硫中毒的敏感性，先天性亚硫酸盐氧化酶缺乏的小孩，有严重的脑损伤，智力发育迟缓，易于夭折。

（1）钼与克山病：克山病的致病因素与缺钼有关。用钼酸铵施肥方法进行人群观察，观察到钼对克山病有良好的预防作用，能降低克山病的发病率。这可能是钼降低粮食、蔬菜中硝酸盐及亚硝酸盐的含量（钼是植物硝酸盐还原酶的重要组成成分），间接地减少了造成急性心肌坏死缺氧的条件而起到预防作用。

（2）钼与癌症：钼作为催化剂与癌症有关，食管癌、肝癌、直肠癌、宫颈癌、乳腺癌等都与缺钼有关。人体内一定量的钼，可降低摄入体内的硝酸盐、亚硝酸盐的危害，促进致癌物分解，从而对胃粘膜及相关脏器起到保护作用。

钼中毒较为典型的是痛风症状，膝关节、指关节及指、趾等多个小关节受累，肿胀、疼痛，经常发作并伴有畸形。

3. 含钼较高的食物（单位：μg/100g）

黄豆760.09、绿豆455.1、鱿鱼446.14、紫菜319、

海带 236.3、黑木耳 232.42、黄花菜 218.53、花生米 159.95、红枣 111.47、玉米 46.91。

十一、钴

钴位于元素周期表中第四周期第ⅧB 族，原子序数 27，相对原子质量为 58.93。

正常成人体内含钴 1～2mg。

钴具有刺激造血的作用。体内钴主要以维生素 B_{12} 的形式发挥作用，若维生素 B_{12} 缺乏，影响细胞分裂，结果产生巨幼红细胞贫血，即恶性贫血症。

维生素 B_{12} 促进铁的吸收及储存，还促进锌的吸收，提高锌的活性。

钴可能改变硒代谢，导致硒的吸收减少或排泄增多。

动物钴缺乏会影响核蛋白合成和细胞成熟，导致动物消瘦、贫血和生长缓慢。

1. 钴与维生素 B_{12} 缺乏对人类健康的影响

（1）巨幼红细胞贫血：维生素 B_{12} 的重要作用是促进血液红细胞的成熟，在人体内参与造血。维生素 B_{12} 缺乏，影响四氢叶酸的再生，使组织中游离的四氢叶酸含量减少，不能重新利用它来转运其他的一碳单位，影响嘌呤、嘧啶的合成，最终导致核酸合成障碍，使核分裂时间延长，幼红细胞的核停留于网状结构，称巨幼红细胞，在骨髓内即遭破坏。临床表现为贫血、

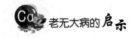

高胆红素血症及轻度黄疸等。发生巨幼红细胞贫血时，小儿呈贫血貌，面色蜡黄，虚胖，面部轻度水肿，头发稀而黄，重症者还可出现心脏扩大，心脏杂音及肝脾肿大。此外，尚有神经、精神发育迟缓，表情呆滞，反应迟钝，嗜睡，智力减退，头和手足常出现不自主的颤抖，哭时泪少，无汗。

（2）高同型半胱氨酸血症：维生素 B_{12} 缺乏与叶酸缺乏一样可引起高同型半胱氨酸血症，其原因是维生素 B_{12} 缺乏，使同型半胱氨酸不能转变为蛋氨酸而在血中堆积。高同型半胱氨酸血症不仅是心血管病的危险因素，而且可对脑细胞产生毒性作用而造成神经系统损害。

（3）钴与心血管疾病：治疗心血管疾病的常用中药黄芪、玉竹等钴含量均较高，适当饮用能预防心血管病。有分析高血压、动脉粥样硬化、冠心病、肺心病、先天性心脏病、风湿性心脏病、心肌炎等患者的头发微量元素，钴含量显著低于相同性别、年龄的健康人。

2. 钴及其化合物的毒性

微量元素钴在人体内需要量很少，人每日摄入钴超过 500mg 就会中毒，长期摄入高剂量的钴（每日 3 ～ 4mg/kg）3 周可引起甲状腺肿大。

钴及其化合物还可损伤胰腺的内分泌功能，使血糖升高而产生高血糖症。

工业性钴中毒 工人单独接触钴粉或钴盐可引发

哮喘。长期局部刺激可引起支气管炎、胸膜炎、肺炎，甚至慢性肺纤维化和肉芽肿。

目前已知，金属（钴、镍、镉）粉末植入或注入体内，形成恶性肿瘤的速度很快，最快的仅需 3 个月，钴元素和食管癌的发生相关性研究发现，对照组指甲中钴元素含量与观察组有显著性差异。因此，钴元素与肿瘤的关系值得关注。

3. 钴中毒的防治

急性中毒应洗胃，口服豆浆、牛奶及蛋清类以保护胃肠粘膜，服用半胱氨酸，维持体内水盐平衡，食物中增加蛋白质和维生素 C 的含量以减轻钴的毒性，钴盐溅入眼内应立即用清水或生理盐水冲洗，至少冲洗 15 分钟。

4. 含钴较高的食物（单位：μg/100g）

绿豆 265.06、黄花菜 263.38、黑木耳 231.59、黑枣 227.61、海带 158.52、紫菜 133.36、莲子 121.02，还有海产品、肉类、蜂蜜 。

十二、镍

镍在元素周期表第四周期ⅧB 族，原子序数 28，相对原子质量 58.7。

Ni^{2+} 在生物体内能与许多物质络合配位或键合，在生物体内起着复杂的作用。其生物效应涉及许多器官、系统。

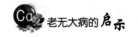

某些地区的肝癌、鼻咽癌发病率高与该地区饮水、土壤中含镍高有关。

1. 镍与健康

镍能增强胰岛素分泌，有降低血糖的作用，有刺激造血功能作用，可用于治疗各种贫血及肝硬化；镍可作为神经镇静药治疗头痛、神经痛和失眠；镍对肺心病、哮喘及心肺功能不全等有缓解作用。镍直接作用于心，可引起冠心病。

（1）镍的生理需要量：每日镍的摄入量为100～300μg。

镍缺乏表现为生长迟缓、生殖受抑制、体内其他元素（如钙、铁、锌）的分布发生改变。

（2）镍的毒性：镍化合物是一类多器官毒物，可累及肝、肾、肺和心血管系统、血液等多种重要器官。

（3）镍与肿瘤：在镍精炼工业，接触镍硫化物与镍氧化物，对人是致癌的。

镍与肺癌　我国镍冶炼工肺癌危险度增高，肺癌死亡病例的工种集中（分别为反射炉、电解、备料等工序），表明接触镍在肺癌发病中具有重要作用。

镍与鼻咽癌　鼻咽癌是我国常见的恶性肿瘤，根据WHO的统计，约80%的鼻咽癌发生在中国。在我国南方人群中发病率较高，尤其是广东，是世界上突出的鼻咽癌高发区。广东省地质矿产局研究了环境中微量元素与鼻咽癌死亡率分布的关系，发现在高发区（四会）的井水、河水、土壤和岩石中，镍的含量都一致地比低发区（五华县）高得多，而且镍的含量与鼻咽癌死亡率呈正相关。

镍与白血病 镍与白血病有一定关系。血清镍的测定可以作为诊断白血病的辅助指标，并根据病人血清中镍含量的变化，估计病情的严重程度和预测病情的变化趋势，具有临床实用价值。

镍与其他癌症 镍精炼工人除呼吸道癌症外，其他癌症的发生也受镍暴露的影响。例如，镍暴露可能使肾癌、喉癌、前列腺癌发生率增加，胃癌和软组织肉瘤的发生率可能增加。食管癌高发区食物中镍含量比低发区稍高；肝癌高发区的土壤中，镍含量最高，并与肝癌发病率呈正相关。

（4）镍对皮肤的损害：一般情况下，镍对皮肤的伤害是由佩戴含镍首饰引起的。例如，有些妇女戴镀镍的耳环，2～6周后耳垂可出现湿疹；戴镀镍的手表，皮肤出现痒和痛，继之发生红斑。流通的含镍硬币也可引发镍过敏。

（5）镍对眼的损害：镍是白内障的致病因子，对晶体有破坏作用。

（6）镍对其他器官的损害作用：镍是常见的工业毒物之一，可引起肾脏损伤，出现血尿、蛋白尿。研究表明，在妊娠期，人对镍的吸收增加，镍在胎儿体内有蓄积的趋势，因此在妊娠期应避免接触镍。

（7）羰基镍的毒性：对羰基镍的致癌作用研究发现，在动物实验中，羰基镍是一种强致癌物质，吸入

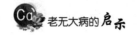

或静脉注射易诱发肿瘤。

2. 镍危害的防治

（1）维生素 C 能抑制镍的过敏反应。

（2）可服用高硒、锰、钙、镁等与镍拮抗的食物降镍。

（3）少食含镍高的食物，如巧克力、坚果、干豆、豌豆、谷类、黄花菜、红枣、黑枣、芝麻、黑木耳、墨鱼、黄芪、丝瓜、海带、蘑菇、茄子、笋干等。

十三、铅

铅在元素周期表第六周期ⅣA族，原子序数82。

铅是构成地壳的元素之一，在地球上分布广泛，普遍存在于土壤、水和空气中，地壳中平均含铅量约13mg/kg。大气中铅的来源：火山爆发，岩层风化和海水气溶胶。城市空气中铅的来源：工业和交通方面的铅排放，含铅汽油是造成全球环境污染的主要因素。土壤的铅污染还影响农作物中的铅含量，水果皮含铅量较高。每人每日通过食物摄入的铅一般为300～400μg，铅通过胃肠和呼吸道进入人体后，随血流分布到全身各器官和组织，90%以上与骨骼结合。

孕妇骨骼中积聚较多的铅时，会通过胎盘转移到子代，可产生严重不良影响。

1. 铅是重金属元素，对人体有很大危害

铅对血液系统的危害　干扰造血系统血红素的合

成，使血红蛋白降低，出现贫血。

铅对神经系统的危害 神经系统过量的铅吸收，可使中枢神经系统与周围神经系统受损，引起中毒性脑病和周围神经病变。在组织结构上也有明显改变，可见脑水肿及脑血管变化。毛细血管受损，以至红细胞外渗、血管周围出血相当普遍。脑损伤主要表现为神经递质及神经传导的改变。

铅对肾脏的危害 铅对肾脏的毒性作用，分急性期和慢性期。在急性期，病变主要发生在近曲小管，可使近曲小管重吸收障碍，出现氨基酸尿、糖尿和磷酸盐尿等。长期接触铅，血铅达 $700\mu g/L$ 时，可发展为慢性铅性肾病，肾小球的形态和功能受累及，甚至比肾小管的损害更严重，表现为肾小球间质纤维化，肾小管上皮萎缩，肾组织进行性变性。功能上出现肾小球滤过率降低，甚至氮质血症，此种改变不可逆转。

铅对心血管系统的危害 机体过量的铅负荷，可引起心血管疾病，其可能的机制：① 铅刺激肾素分泌增加，激活肾素—血管紧张素—醛固酮系统，使小动脉平滑肌收缩，血压增高；② 过多的铅摄入，使血管内平滑肌细胞内 Ca^{2+} 积聚，细胞内外钙离子平衡失调，α-肾上腺素收缩血管效应的反应增强；③ 铅能激活蛋白激酶 C，增加收缩血管效应。

铅对生殖系统的危害 铅对生殖系统的影响表现为直接毒性作用和环境激素样作用。铅对雄性动物可造成睾丸退行性损伤，睾丸、精囊和附睾的重量减轻，

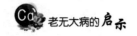

影响精子的生成和发育。铅可引起死胎和流产。

铅对免疫系统的危害 铅抑制 B 淋巴细胞的增殖、分化，使抗体产生减少，进一步影响细胞免疫功能，增加宿主对细菌、病毒、肿瘤等的易感性。低铅暴露可抑制机体的免疫功能，降低机体的免疫力。

铅对内分泌的影响 研究发现，铅能直接抑制人类生长激素和胰岛素样生长因子的释放，这些内分泌变化可能与铅毒性引起的身材矮小有关。随着血铅水平的增高，受累系统范围增大，受累程度也日趋严重。

2. 铅对儿童的危害

（1）铅能抑制儿童体格发育，可致儿童骨骼发育畸形，铅还影响钙磷代谢。

（2）我国铅污染严重，儿童血铅呈上升趋势，值得政府和全社会关注。儿童居住地及幼儿园距交通干线、污染源越近，儿童血铅越高。汽车尾气是交通干线附近的主要铅污染源，传统汽油生产工艺以四乙基铅作为防爆剂，汽油燃烧后从尾气中排出卤化铅粒子，卤化铅粒子在大气中再转变为氧化铅、碳酸铅等铅化合物，三分之一大颗粒铅尘迅速沉降于道路两旁数公里区域的地面上（土壤和农作物），其余三分之二则以气溶胶状态，悬浮在大气中，可以随呼吸进入儿童体内。父母吸烟是影响儿童血铅升高的一个原因，每支香烟中含铅为 $3 \sim 12\mu g$，其中2%可释放到烟雾中，造成局部小环境空气中铅含量升高。血铅增高导致儿童身高降低。

（3）铅对儿童智力发育的影响：血铅每上升100μg/L，儿童智商下降6～8分。多种智力测验如阅读、拼写能力、智商（IQ）等结果均与血铅水平存在某种联系，即儿童思维判断和自我表达发育方面因血铅升高而延缓。

（4）贫血：贫血是人体铅中毒的早期特征，这种作用不仅是由于血红蛋白合成减少，也是由于红细胞寿命缩短的缘故，铅引起贫血的作用，儿童比成人更敏感。血铅浓度大约在40μg/L时，有些儿童就可能发生血红蛋白减少，重症患者出现面色苍白、心悸、气短、乏力等症状。大量铅对成熟红细胞有直接溶血作用。

3. 铅中毒表现

轻度铅中毒表现为头痛、头昏、失眠、记忆力减退、肌肉关节疼痛、腹痛等。重度中毒则表现为恶心、呕吐、腹泻、反应迟钝、运动失调、抽搐、谵妄、昏迷、肾功能损伤、氨基酸尿、糖尿和磷酸盐尿、贫血等。

4. 铅中毒的防治

要从日常生活中抓好防铅工作：

（1）防尘污染、防饮用水污染、防装修污染、少食含铅高的食物、儿童要勤洗手等等。

（2）平时多食含铁、锌、钙高的食物以拮抗铅的吸收，含维生素B、维生素C丰富的食物，有利于排除铅积累。

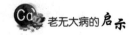

十四、镉

镉在元素周期表第五周期ⅡB族，原子序数48，相对原子质量112.41。

1. 镉是人体有害元素

镉对肾、肺、肝、睾丸、脑、骨骼及血液系统均可产生毒性作用。

镉是人体的有害元素，大剂量、急性镉中毒会导致肝、肺和睾丸损伤，而慢性镉中毒则会影响肾脏、骨骼、血液及免疫系统，甚至引起癌变。当长期摄入低浓度镉时，突出表现是肾小管性蛋白尿。

（1）急性中毒。急性中毒一般无肾脏损伤，但个别病例可伴有肝、肾损害，出现黄疸和血尿，可导致急性肝坏死或急性肾功能衰竭。

（2）慢性中毒。长期接触镉化合物引起的主要病变是肺气肿和肾脏损害。

肺气肿 长期吸入氯化镉可引起肺部各种病变，如肺部炎症、支气管炎、肺气肿、肺纤维化、肺癌。

肾损害 镉对肾毒害的主要病变部位是肾小管，严重时可累及肾小球。

镉所致肾损害是多种因素如钙稳态失调、脂质过氧化、金属硫蛋白等共同作用的结果。

（ⅰ）干扰 Na^+/K^+-ATP 酶和 γ-谷氨酰转肽酶的活性。Na^+/K^+-ATP 酶活性下降，引起肾小管电解质紊乱，继而发生细胞肿胀、坏死，而 Ca^{2+}-ATP 酶活性下降，引起细胞内钙浓度增加，导致钙稳态失调，造成肾小管中毒损伤。

（ⅱ）脂质过氧化作用：造成细胞内外的稳态失调，从而引起一系列的损害作用。

（ⅲ）金属硫蛋白作用：使肾小管细胞发生形态学改变，甚至坏死、脱落。

通过食物链富集镉是导致居民肾功能障碍的重要原因。

（3）镉的"三致"毒性。镉是金属致癌物，具有高度组织特异性，肺脏和前列腺似乎是镉对人致癌的靶器官。大量研究表明，镉具有致癌、致畸、致突变作用，使机体对抗肿瘤细胞的能力减弱。

（4）镉对生殖和发育的影响。镉在体内可被生殖系统如性腺和子宫吸收，从而对生殖和发育造成一定的影响。镉能明显损害睾丸和附睾，导致睾丸发生严重坏死，精子数量减少直至消失；镉对卵巢的影响虽不像对睾丸那么敏感，但镉可干扰排卵和受精过程，引起暂时不育。镉还可明显抑制胚胎的生长发育，导致生出低体重儿，还引起各种畸胎和死胎，对出生后子代的发育和行为也有影响。

镉可通过诱导肝和肾内金属硫蛋白的合成而使母体血中锌离子浓度下降，导致胚胎锌缺乏，从而影响糖类、脂类、蛋白质合成及核酸的合成和降解，导致胚胎发育异常，出现脑积水、无肢、短肢、小眼、无眼、唇裂、肾、肺发育不全及中枢神经系统异常等。

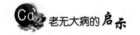

镉对心血管的毒性 引发高血压、高血脂、心脏病。

镉钙相互作用会造成细胞结构或功能的损伤，引起各种中毒反应。镉能引起细胞凋亡，镉摄入过多可引起高血压及动脉粥样硬化，镉还可引起记忆障碍和弱智。

食物中含镉量以软体动物、甲壳动物、谷物、花生等比较高。低钙使镉在肝、肾的蓄积增高。缺锌可增加镉的吸收。膳食中缺少维生素 D，也导致镉的吸收增加。人体内镉多存在于肝中。

镉进入生物体内，可影响必需微量元素在重要器官中的分布，从而对许多生理功能产生影响。镉在体内的半衰期为 10 ～ 30 年。

镉可与 DNA 中含氯碱基结合，降低 DNA 双螺旋稳定性，引起 DNA 解聚。可与 RNA 分子中磷酸基结合，破坏磷酸二酯键。

2. 镉中毒的防治

（1）经常检测镉的含量：检测头发、血液、尿液中镉的含量，及时发现、及时排除。另检验尿蛋白，这是肾损害的重要指标。

（2）服食含硒、锌、锰、钙高的食物，如玉米、茶叶、蘑菇、木耳、荷叶、菊花等。

（3）可服食维生素 D、维生素 E 和钙剂、硒剂帮助排镉。

（4）目前降镉的主要措施是饭后服食葡萄糖酸锌，每天二次，每次二粒。

第二章 与免疫功能相关的14种元素涵盖了各种大病的发病规律

第一节 心血管病

一、心血管病概况

根据国家心血管病中心发布的《中国心血管病健康和疾病报告2019》，中国心血管病患者人数3.3亿，其中高血压2.45亿。心血管病死亡占城乡居民死亡原因首位，农村为45.91%，城市为43.56%。

随着社会经济的发展，尤其是人口老龄化及城镇化进程加速，中国心血管病危险因素趋势明显，心血管病发病人数将持续增加，今后10年心血管病患者仍将快速增长。

心血管病主要由高血压、高血脂、动脉硬化造成，往往以脑卒中、急性心肌梗死的形式摧毁人的生命，因此治疗心血管疾病的关键在于控制高血压、高血脂和动脉硬化。

由于高血压、高血脂、动脉硬化往往导致中风，左边脑血管堵塞，右边手足瘫痪。右边脑血管堵塞，

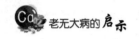

左边手足瘫痪。若爆血管，则很难抢救。

如果冠状动脉堵塞，导致心肌缺血、缺氧，则引发冠心病发作，严重者要做心脏搭桥手术。心脑血管疾病是人类健康的第一杀手。当冠心病病人冠状动脉堵塞引起心脏缺血、缺氧，会突然晕倒，若加上缺钾引起肌肉收缩，缺维生素E引起血液凝结，不及时抢救，四分钟即会死亡。简单而快速的抢救办法是让病人平躺着，千万不要扶起，否则心脏更缺血、缺氧，连神仙也救不回来。要马上按压患者左手中指的中冲穴、左手腋下的极泉穴，由于这两个穴位可预防中风、刺激心脏的传导功能，患者可能一会儿就会醒过来，但不论男、女都要按压左手，因为心脏在左边，并尽早去看医生。

二、心血管病患者元素概况

高血压第一原因是遗传因素，凡父母高血压者，儿女50%有高血压；高血压患者往往钠离子偏高、钾偏低，铅、镉超标；缺钙、锰、锶、锌、铁或锌、铁偏高。

高血脂是由于缺钙、镁、铜、硒、铬、钴或钴超标造成的。

动脉硬化是血脂沉积在血管引起的。

钠　摄钠过多，高盐摄入人群，高血压和脑卒中的患病率高，钠潴留使细胞外液增多，引起心排出量增高，小动脉壁含水量增高，引起周围阻力增加，细胞内外钠浓度比值的变化，引起小动脉张力上升，均可使血压升高。每增加 100mmol 钠，可使血压升高 0.267kPa（2mmHg）。

钾　除了有减压作用外，钾还有独立的血管保护作用，维持血压正常。

铅　机体过量的铅负荷，可引起心血管病，血铅过高与高血压之间有明确的正相关关系。铅污染人群心血管病的发病率明显高于对照人群，其可能机制是：

（1）铅刺激肾素分泌增加，激活肾素、血管紧张素、醛固酮系统，使小动脉平滑肌收缩，血压升高。

（2）过多的铅摄入，使血管平滑肌细胞内 Ca^{2+} 积聚，细胞内外的钙离子平衡失调。

（3）铅能激活蛋白激酶 C，增加缩血管效应。

镉　镉使血压升高的可能机制：

（1）使肾上腺素活性增加。

（2）直接收缩血管作用。

（3）对肾近曲小管的作用，导致钠盐潴留。由于钠潴留，必然引起血容量、细胞外液量及心输出量的增加，而肾脏是水、电解质及若干加压和降压活性物质的发源地，它在维持机体血压稳定方面具有重要作用。因此肾功能紊乱和钠潴留在原发性高血压发病机制中占有重要作用。

（4）干扰人体含酶系统活性，使其活性降低。

（5）使 Ca-ATP 酶和 Mg-ATP 酶丧失活性，从而造成细胞内 Ca^{2+} 浓度持续升高，细胞内钙超载，最终导

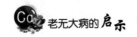

致血管平滑肌收缩，肌张力和外周阻力增加，加速高血压的发生和发展。

（6）镉可使体内自由基生成过多，清除酶活性降低，体内氧化/抗氧化系统失衡，影响细胞膜变形能力和膜的流动性，导致细胞膜受损和退行性变，从而促进动脉粥样硬化、高血压、糖尿病等多种疾病的发生、发展。

钙 缺钙是高血压、妊娠高血压综合征、产后虚弱征、绝经后综合征等的重要病因之一。此外，细胞膜异常，使细胞内外钙平衡失调，可能是家族性高血压病的原因之一。饮用水中钙含量与高血压成负相关，软水区的居民血压高于硬水区。钙还参与心脏搏动，神经信息的传递，肌肉收缩和舒张，控制血液、体液酸碱度，改善血液粘稠度，消除多余血脂和胆固醇，改善血管弹性。饮食中，补充足量的钙，不仅可以降血压，而且可以降血脂。

锶 锶具有保护心血管的作用，Dawson（1978年）对美国德克萨斯州24个社区居民饮用水及尿液中锶水平的分析结果表明，饮用水中锶水平与高血压、心脏病呈显著负相关。这些病人的头发锶含量和血液锶含量显著低于正常人群，锶含量愈低，血压愈高。锶与冠心病、心肌梗塞、高血压等心血管病密切相关。

锌 锌对高血压发病起重要作用。锌是碳酸酐酶的组分，红细胞内锌含量增加，促使该酶的活性提高，肾小管富含此酶，因而致肾钠重吸收增加，从而使血压升高。锌还抑制磷酸二酯酶使细胞内环磷酸腺苷增加，激活肾上腺素能系统，促使血压升高。缺锌病人味觉敏感度降低，摄盐增加，促发高血压。

铁　铁水平与血压呈正相关。男性高血压发病率比女性高，但女性绝经后，高血压的发病增高，据认为可能与激素的保护作用消失有关。

含铁较高的食物：黑色的食物、红色的食物、黄鳝等。

铬　铬与胰岛素、胰高血糖素、儿茶酚胺、生长素分泌有关，缺铬时胰岛素降低，胰高血糖素、儿茶酚、生长素增多，脂肪分解加速，使大量脂肪酸和甘油进入肝脏，在肝中合成总胆固醇（血清），并以低密度脂蛋白形式释放入血，此时脂蛋白脂肪酶活性也低于正常值，乳糜微粒、极低密度脂蛋白（VLDL）等脂蛋白的降解减弱，血中血清总胆固醇（TC）、极低密度脂蛋白（VLDL）和低密度脂蛋白胆固醇（LDL-C）水平上升，同时伴有高密度脂蛋白胆固醇下降而形成高脂血症。血管内及平滑肌细胞内脂蛋白升高，易导致动脉粥样硬化。

镁　美国营养学博士戴维斯·阿德勒的研究表明："镁是降低血液中胆固醇的催化剂，血液中含镁量高的人，每100ml血液中含2.06mg镁，胆固醇含量为170mg；镁含量低的人，每100mg血液含镁1.71mg，胆固醇的含量为470mg。"缺镁可使动脉壁损伤，适当补镁能降低血脂。

铜 铜缺乏时，促进极低密度脂蛋白和低密度脂蛋白胆固醇转变成甘油三酯，引起血清胆固醇、甘油三酯浓度升高。

硒 硒能增强超氧化物歧化酶和谷胱甘肽过氧化物酶的活性，从而消除自由基，对降低血脂、血液粘稠等有明显的作用。

钴 心血管疾病患者，发钴含量低于健康人的水平。

第二节 癌 症

一、癌症发病外因

癌症发病外因是环境污染。环境污染是多方面的，一是装修油漆的甲醛、苯、酚、天那水等致癌物质，可使正常细胞转化为癌细胞。二是吸烟，烟一经点燃释放出焦油、钋、镉等致癌物质。

二、癌症发病内因

癌症发病内因是人体元素失去平衡，主要缺硒、锌、钙、镁、铁、铜、锰、锶、钼、钴，而镍、铬、铅、镉超标引起的。我们在实践中发现，这14种元素若有6个以上严重不达标，就有可能引发癌症。

钙 钙是维持一切细胞正常功能的基本元素，能激活多种生物酶，参与神经信息传递，控制体液酸碱平衡，改善血管弹性，防止有毒有害离子的吸收，去除结肠膜上癌变物质。缺钙是体弱、亚健康状态、富贵病以及其他各种疾病的根本原因。

镁　镁偏高也可能致癌，有学者测得肠癌患者与镁偏高有关，除在一定时期内少吃含镁高的食物外，可利用锌、铁拮抗镁的特点，通过补锌或补铁来降镁。另有学者研究，膀胱癌患者血清镁含量降低。

补镁食品有黄豆、荷叶、黑豆、燕麦片、香菇、花生、核桃、绿豆。

硒　硒是癌症的克星。硒最重要的是抗氧化性，谷胱甘肽过氧化物酶能催化有毒的过氧化物还原为无害的羟基化合物，从而保护生物膜免受过氧化物引起的氧化损伤。

硒能增强机体免疫力，促进淋巴细胞产生抗体，增强吞噬细胞的功能。

硒可拮抗许多有毒金属元素的毒性。可多方面、多水平拮抗镉的毒性，抑制镍的诱癌作用，抑制砷的毒性和致畸性，预防甲基汞中毒，还可降低铅、氟、顺铂、银等的毒性作用。

硒可抑制癌细胞的生长及其 DNA、RNA 和蛋白质的合成。

硒干扰致癌物质的代谢。

锌　锌是超氧化物歧化酶的重要成分，有消除自由基的作用。锌参与代谢酶活动，锌能增强免疫功能。

国外大量报道表明，恶性肿瘤患者血清锌降低，

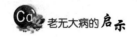

而铜、铜／锌值升高，在手术或治愈后血清锌恢复到正常水平。

胃癌高发与低发区稻谷锌含量对比分析表明，前者显著低于后者；胃癌病例组与对照组发锌含量对比分析表明，病例组头发锌含量平均值显著低于对照组。缺锌可使胃癌发病率升高。

锰　癌症患者头发锰含量显著低于正常人，在动物诱癌实验中也看到，随着肿瘤的发生与发展，肝、肺中锰含量降低，肿瘤部分锰含量升高。

有资料表明，体内外环境中锰含量与肝癌呈负相关。20世纪80年代广东顺德是肝癌的高发区，肝癌死亡率为26.1/10万。广东省地质局分析，顺德土壤平均锰含量为614.80mg／kg，显著低于全国指标710mg／kg。

还有研究表明，肝癌患者锰含量显著低于健康人。

铁　大量流行病学和实验研究表明，铁的丰缺均可诱发肿瘤，铁蛋白广泛用于肿瘤的诊治。

铁负荷过多的致癌机制：

（1）肿瘤细胞的生长需要铁。

（2）游离的铁形成自由基，损伤正常细胞的结构和功能。

（3）影响免疫功能。

补铁食物有猪红、荷叶、紫菜、燕麦片、黑豆、胡萝卜、黄豆、花生、黄鳝。

降铁可服用与铁有拮抗作用的锰、钙等食物。

铜　铜过量会出现心悸、高血压或低血压，肝功能异常及阳痿等症状，并伴随肝肿大和肝硬化症状。许多资料证明，铜过量或血清铜/锌比值升高可引起胃癌、食道癌、肠癌以及卵巢癌等。还有资料证明，过量的铜可引起精神分裂和癫痫及类风湿性关节炎。

另外，有学者发现，鼻咽癌、食管癌、胃癌、膀胱癌与缺铜有关。

为此，既要避免铜过高，又要避免缺铜。

铜过高时，除一定时期内少吃含铜高的食物外，还要利用铜与锌互相拮抗的关系，通过补锌降铜。若铜缺乏则多吃含铜高的食物。

锶　缺锶也可致癌，我国学者秦俊法（1986）观察到17种疾病患者的头发锶含量明显低于对照组，特别是癌症、高血压、糖尿病、胃溃疡、神经系统疾病，其中肝癌、胃癌、贲门癌、乳腺癌患者，锶含量更是明显低于对照组。

补锶食品有芥菜、山楂、菜花、巴戟天、橄榄。

钼　钼是植物硝酸还原酶的重要成分，环境中缺钼将使植物缺钼，导致硝酸还原酶活性降低，硝酸盐不能还原成氨，使环境中亚硝酸盐及羟氨含量积累，人体摄入量增加而致癌。胃癌患者发钼含量低于健康对照组。

1972年以来，我国科学工作者对河南省食管癌高、中、低发区环境中钼含量的分析得出，食管癌高

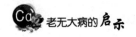

发区的水土、粮食以及人的血清、尿、头发和食管组织的钼含量比低发区低。

南非特兰斯凯地区斑图族人胃癌高发与土壤中缺钼有关，用钼酸钠处理后，降低了胃癌发病率。

总之，补充钼对消化系统癌有一定的防治作用。

钴　目前已知，金属（钴、镍、镉）粉末植入或注入体内形成恶性肿瘤的速度很快，最快的仅需 3 个月。肿瘤诱发率一般在50% ～ 75%，最高可达 100%。

钴偏低也可能致癌，有学者测得肝癌患者体内钴偏低。

铬　美国、英国、德国和日本均有报道，接触铬的工人易患肺癌、鼻咽癌、鼻窦癌等。铬的致癌性似乎取决于铬的氧化态及其化合物的溶解性，以水溶性较低的铬衍生物活性较高，它能长期沉积在肺部，不断地向细胞渗透。这也说明铬致肿瘤的易发部位在肺部。Cr^{6+} 为强致癌物和强氧化剂，对生物膜有很强的渗透力。

镍　1990 年国际癌症研究机构（IARC），综合流行病学和动物实验研究结果对镍致癌性的评价为：镍化合物对人是致癌的。

研究表明，镍与白血病有一定的关系。血清中镍含量在急性白血病病人（$0.25\mu g/mL \pm 0.14\mu g/mL$）和慢性白血病病人（$0.23\mu g/mL \pm 0.20\mu g/mL$）都高于健康人（$0.12\mu g/mL \pm 0.10\mu g/mL$），血清镍的测

定可以作为诊断白血病的辅助指标，并根据病人血清中镍含量的变化估计病情的严重程度，并预测病情的变化趋势，具有临床使用价值。

此外，在挪威和加拿大有报道，镍暴露可能使肾癌增加；在挪威还发现喉癌和前列腺癌危险性增加；在苏联报道胃癌和软组织肉瘤的发生可能增加。在我国食管癌高发区的食物中，镍含量比低发区高，江苏省启东市肝癌高发区的土壤中镍含量最高并与肝癌发病率呈正相关。

羰基镍由呼吸道进入体内可能诱发呼吸系统癌。吸烟者癌发生率高于不吸烟者，可能与镍有关。一支香烟中含有镍 $2.0 \sim 5.4 \mu g$，据调查分析，一天吸两包烟的人，吸进体内的镍可达 $6 \mu g$；而且烟流中含有少量一氧化碳，形成羰基镍的可能性很大。羰基镍进入细胞内与脱氧核糖核酸、核糖核酸或蛋白质的结合能力很强，是其致癌的生化原因。

降镍的方法：除在一定时期内少吃含镍高的食物外，主要是多吃硒、锰、钙、镁高的食物以拮抗镍。

铅　铅抑制 B 淋巴细胞的增殖、分化，使抗体产生减少，进一步影响细胞免疫功能，增加宿主对细菌、病毒、肿瘤等的易感性。肿瘤坏死因子是由活化的单核巨噬细胞分泌的一类重要的细胞因子，是天然免疫和特异性免疫的重要介质，铅可干扰肿瘤坏死因子的产生，引起机体免疫功能紊乱，肿瘤和感染性疾病的

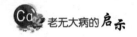

发生率升高。

镉 镉是金属致癌物，具有高度组织特异性，肺脏和前列腺似乎是镉对人致癌的靶器官。大量研究表明，镉具有致癌、致畸、致突变作用。镉是人类和实验动物肺癌的肯定致癌物。流行病学调查结果显示镉与呼吸系统肿瘤有关。

镉导致的免疫抑制使机体对抗肿瘤细胞的能力减弱，从而可表现为肿瘤发生率的增加。

我国每年因癌病死亡人数达 160 万人，癌症是人类健康的第二位杀手。认识和了解微量元素与癌症的关系，对癌症的防治具有重要意义。

第三节　糖尿病

在糖尿病患者中，通常是铬、镁、锌、铜、锰、硒、钒、磷缺乏，而铁、镍超标。

铬 胰岛素是糖代谢的核心物质，而胰岛素发挥作用必须有铬的参与，补充铬后，即可促进血糖的运转，增强葡萄糖的利用率，从而使血糖降低。

铬以三价复合物形式由胃肠道吸收，进入血液循环后与运铁球蛋白结合，然后输送到肝脏和全身。如果运铁球蛋白全部都是饱和状态，铬离子就无法和运铁球蛋白结合，会发生铬运输障碍，出现缺铬现象。缺铬对体内胆固醇、甘油三酯及胰岛素都有影响，易患糖尿病和心脑血管病。

锌　锌可提高胰岛素蛋白的稳定性，缺锌使胰岛素稳定性下降，容易变性。因此，缺锌是糖尿病发病原因之一。

硒　糖尿病患者血清硒明显低于健康人。缺硒时胰岛内锰－硫蛋白含量显著减小，引起自由基清除受阻，而使胰岛 B 细胞减少，导致胰岛素合成和分泌降低。补硒后能提高谷胱甘肽过氧化物酶的活性，清除自由基，防止脂质过氧化反应。硒缺乏是胰损害的原因之一，胰功能变化与过氧化损害密切相关，硒对维持胰腺正常功能有重要作用。

锰　锰与糖代谢异常有关，动物缺锰时，可出现胰腺发育不全，胰岛 B 细胞减少，导致胰岛素合成量、分泌量降低。缺锰也可导致糖代谢障碍，有些糖尿病患者对胰岛素治疗无效，而注射氧化锰后，血糖下降，而且只需要 20μg 锰，就有显著疗效。可见锰有激活与增强胰岛素细胞活性的生物学作用。

铜　临床实践证明，糖尿病患者食物中加入少量铜盐可使病人的一般状态改善，尿糖及血糖水平降低，葡萄糖的利用率有所提高，铜对胰岛素－血糖平衡起一定作用。

镁　胰岛素分泌需要镁离子参与，缺镁可造成胰岛素分泌障碍，导致胰岛素敏感性降低，影响糖代谢的稳定。因而增加镁的摄入对预防非胰岛素依赖型糖尿病及其并发症有重要作用。

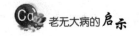

钒　近年来许多学者通过体外实验、动物模型进行了大量的研究，证明钒酸盐不论对Ⅰ型或Ⅱ型糖尿病动物模型均显示其降糖效果。钒很可能对糖尿病的治疗有重要意义。

补钒食品有钒酸钠、蘑菇、黑胡椒、花生、鱿鱼、蔬菜、水果、谷物等。

磷　糖尿病患者存在低血磷性胰岛素抵抗，补磷治疗可促进葡萄糖的利用。常规治疗加补磷治疗，降血糖效果优于仅用常规治疗，并对延缓糖尿病微血管病变有好处。糖尿病病人从饮食中长期补磷，未见明显副作用。

补磷食品有谷类、瘦猪肉、芥蓝、芹菜、黄瓜、土豆、西红柿等。

铁　慢性铁中毒多发生在45岁以上的中老年人，男性居多。由于长期服用铁制剂或从食物中摄铁过多，体内铁量超过正常值10～20倍，就会出现慢性中毒症状。表现为肝硬化、骨质疏松、软骨钙化、皮肤呈棕黑色或灰暗。还可引起胰岛素分泌减少而导致糖尿病。为此。体内铁超标要少吃含铁高的食物。可多吃些含锰、钙高的食物以拮抗铁。

镍　镍对血糖的影响与剂量有关，小剂量镍使血糖下降，随剂量增加血糖升高，血糖升高的机制可能是镍抑制胰岛素的释放。

降镍，主要是多吃硒、锰、钙、镁高的食物，以拮抗镍。

第四节　肠胃病

肠胃病是常见病多发病，总发病率占人口的20%左右。年龄越大，发病率越高，特别是50岁以上的中老年人更为多见，男性高于女性，如不及时治疗，长期反复发作，极易转化为癌症。胃肠病历来被医家视为疑难之症，一旦得病，应及时治疗、长期服药，才能控制或治愈。

1. 溃疡性肠胃病

溃疡性肠胃病指十二指肠溃疡和胃溃疡，多发生在秋冬之交，天冷即发作，胃胀并剧烈疼痛。十二指肠溃疡发作，医生一般开药尼雷替丁，服下15～20分钟即止痛，但不能根治。胃溃疡发作时，医生一般开药吗丁啉，也是15～30分钟即止痛，但也不根治。反反复复痛苦异常。

十二指肠和胃溃疡发病与体内缺乏锌、铜、钼相关。解决的办法是用瘦猪肉煲眉豆（补锌）、莲子（补铜）、淮山（补钼）、茨实（健脾），一般连食数次即有效，以后最好每周食用1～2次，即可避免溃疡性肠胃病。

2. 炎症性溃疡性结肠炎（慢性结肠炎）

炎症性溃疡性结肠炎发病原因：主要与缺锌、缺锰有关。

　　缺锌可造成胸腺细胞受损，胸腺素分泌减少，免疫力降低。溃疡性结肠炎正是由于胸腺受损导致免疫障碍所引起的。在炎症性肠胃病发病机制中，超氧阴离子自由基所造成的过氧化损伤，起着很重要的作用。锌和锰都是超氧化物歧化酶（SOD）的重要辅助因子，该酶的作用正是消除超氧阴离子自由基。锌和锰缺乏，必然导致 SOD 含量减少，活性降低，从而造成肠粘膜细胞过氧化损伤。

第五节　其他疾病

一、肾虚

　　按中医理论，肾的生理功能为：肾主藏精，主管人体生长发育，繁殖后代；肾主骨生髓，通于脑；肾主水液，主纳气；肾开窍于耳，其华在发。

　　与肾有关的疾病，较普遍的是肾虚，严重者有肾衰竭。

　　1. 肾虚症状

　　腰腿酸软、夜尿多。

　　2. 肾虚的发病规律

　　一般是缺钙、镁、锌、铁、铜、锰、硒、钴、镍，而钼偏高。

二、老年痴呆症

老年性痴呆发病因素是多方面的，如缺氧、缺血、脑供血不足，脑细胞萎缩；脑梗塞；中毒；感染；脑外伤；长期酗酒；服镇静剂、安眠药等。

按微量元素医学分析，老年痴呆症主要是患者体内元素失衡，或缺乏有关的酶，或某些维生素代谢紊乱，从而导致血管病变，最后导致老年痴呆。我国著名学者秦俊法等在《痴呆症患者头发异常元素测定》一文中指出："老年痴症患者与体内钙、镁、锌、铁、铜、锶、锰、铬、钼、钴、硒、镍、钒、钛、钡偏低，铅、镉、铝、碘、磷偏高有关。"

老年痴呆患者一般并不是一开始就痴呆，而是先有高血压、高血脂、动脉硬化、高血糖等疾病，脑供血、供氧不足影响到神经、精神，逐渐恶化，最后导致老年痴呆。其过程由几年到十几年，因此，控制老年痴呆症，应像控制心血管、糖尿病一样，控制显著降低和显著升高的元素，就能防治。关键是在日常生活饮食中要注意食用天然的食品、必要的保健品，保持体内元素平衡，三四个月检测一次头发微量元素含量，一发现偏差，要及时调理、纠正。该病是可控、可治的。

微量元素对人的智力有非常重要的影响，碘、锌、锰、铜、铁、钼、硒、钴8种元素是大脑生长、发育和保持良好状态的重要物质基础。而铅、镉、铝、汞、

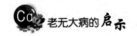
铊等可破坏脑神经，应尽量排除这些有害元素，避免它们对大脑产生负面影响。只要保证这十几种元素达到健康标准，老年人不但不会患老年痴呆，反而会更聪明更智慧。

三、优生优育

据报道，我国每年有 80 万～120 万畸形、弱智儿童出生，其原因是孕妇怀孕期间，有害元素铅、镉超标，有益元素钙、镁、锌、铁、铜、锰、锶偏低造成的。

1. 有害元素超标

铅　铅很容易通过胎盘，由母体向胎儿转移，对子代产生严重不良影响，如智障、脑炎、贫血、行为异常，甚至流产、死胎。

镉　镉可通过胎盘对胚胎各个时期的细胞分裂产生抑制作用，使 DNA 复制受阻，因此，镉的致畸率极高，致畸类型也较多。

汞　汞及其化合物能通过胎盘及乳汁对后代神经系统产生毒害作用。汞受害的婴儿有不同程度的大脑瘫痪症状。

甲基汞导致婴儿中枢系统发育迟缓，脑畸形，精神异常，表情淡漠，运动迟缓，抽搐等。

2. 有益元素钙、镁、锌、铁、铜、锰、锶缺乏

英国科学家报道，孕妇若缺乏钙、镁、锌、铁、

铜，出生婴儿体重多在 5 斤以下，身体虚弱，影响以后学习成绩及工作能力。若以上 5 个元素达标，则体重多在 5 斤以上，以后学习、工作成绩都较好。

孕期缺锰，胎儿可发生生长停滞，出生后智力低下，有先天性共济失调、脑功能失调、平衡功能障碍等症状。但过量的锰进入体内同样会损伤神经系统。锶是人体骨骼及牙齿的正常组成成分。

四、美容养颜

1. 肤色暗沉

皮肤白不白，是由皮肤中黑色素和脂褐素的含量决定的。黑色素形成的一系列反应多为氧化反应，当摄入维生素 C 时，可阻止黑色素的形成。

酪氨酸是黑色素的基础物质，如果酪氨酸摄入量少，那么形成黑色素的物质基础也少了，皮肤就可以变白了，所以应少吃富含酪氨酸的食物如马铃薯、红薯、西红柿等。

人体内的脂褐素是形成黄褐斑的罪魁祸首，它本身是不饱和脂肪酸的过氧化物，维生素 E 在人体内是一种抗氧化剂，具有抑制过氧化的作用，因而可使皮肤白皙。

综上所述，要使自己皮肤白皙，就要摄入充足的维生素 C 和 E。但要注意的是，维生素 C 补充过量，会使体内许多有益元素含量下降，因此要坚持每两天食一次煲汤料，补充各种有益元素，以防皮肤变白了，

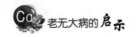
健康水平却下降了。

要使肤色红润有光彩，就要把偏低的钙、铁补上去，偏高的铅、镉降下来，皮肤的颜色就会白里透红。

2. 女性曲线美

有些人怕肥胖就少吃或不吃脂肪。其实脂肪对保持女性的曲线美具有特殊作用。脂肪能使皮肤丰腴而不起皱纹，富于弹性而不松弛，可保持女性曲线美。此外，还要补充充足的镁、锰、锌、铬等微量元素。这些元素参与蛋白质、脂肪、糖的代谢，并能清除过多的胆固醇，避免脂肪沉积。

锌能提高人的性功能，刺激第二性征的发育。要使体内锌达到健康值标准，每天吃两粒维生素 E（共100mg，不要超量，以防产生副作用）或食含天然维生素 E 的小麦胚芽油丸，如此坚持一段时间，乳房就会丰满起来，美丽动人。

第三章 与免疫功能相关的14种元素长期达标的措施

一、保持良好的心态

人的一生，总难免会遇到各种各样的困难，甚至会遭遇巨大的挫折。只有保持良好的心态，才能保持乐观豁达的情绪。而这种乐观的思想情绪，会使大脑释放β-内啡肽（即脑内吗啡），人就能保持健康状态；若没有良好的心态，遇到挫折就悲观失望，大脑就会释放去甲肾上腺素，人的肌肉、血管就会收缩，就会患病。

如何才能保持良好的心态呢？正如列宁所说的："用人类所创造的一切知识，把自己武装起来。"

什么是人类所创造的一切知识？它包括以下三个方面：

（1）深刻认识社会科学；

（2）深刻理解自然科学；

（3）深刻理解把社会科学和自然科学联系起来的哲学。

此外，还要关心时事政治，既要学习革命英雄人物事迹，还要了解犯了严重错误人物的下场，为自己

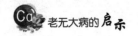

的人生敲起警钟，不重犯别人的错误。

二、检测元素，及时调整

1. 注意排铅

每三个月检测一次头发元素。首先看铅有没有超过 5μg／g，如有则首先要排铅。我们检测了三万多人的头发元素，数据说明，铅一旦超 5μg／g，不但会损伤人的神经系统、造血系统，还会破坏人的免疫系统、肠胃消化系统。肠胃消化系统受到伤害，不论摄入多少营养，都会消化吸收不好，导致人体元素不平衡而患病。

由于地壳含铅，农田有铅，作物也吸收有铅，加之工业废气、汽车尾气的排放，因此地球上数十亿人，没有谁能避免铅的毒害，只是程度不同而已。以下是排铅方法：

（1）每天最好能饮 1 ～ 2 瓶酸奶；

（2）一周食 2 ～ 3 次紫菜鸡蛋或瘦肉汤；

（3）一周食 1 ～ 2 次芫茜（煮蛋或煲瘦肉汤）

（4）奇果排铅冲剂排铅效果更快一些。

2. 超标元素

根据头发微量元素检测数据，对照健康人平均值看哪些元素超过平均值，然后给予调整。

（1）不食或少食含元素超标的食物，十多天后体内超标元素会慢慢降下来。

（2）利用元素互相拮抗的原理，降偏高的元素。例如，当体内铜超标，可食用含锌高的食物，以锌拮抗铜的吸收，铜就慢慢降下来了。

3. 元素缺乏或偏低，要进行补充

根据发检数据，对照健康人平均值，看哪些元素低于平均值，然后给予调整。

（1）编煲汤食谱，针对体内每种偏低元素，寻找适合的食材，取各种选好的食材 8 ～ 10 克，一起煲鸡脚（鸡脚含硒，且油脂较少）。

（2）每天三餐选取体内所缺元素含量较高的蔬菜食物。

（3）平常零食也可选适合的食物。例如，花生、核桃等坚果类含锰高，枸杞含钴高，红枣含镍高。

（4）利用元素互相协同作用，如镁可促进钙的吸收，铜可促进铁的吸收等。

上述办法可在短期内把体内元素调整至正常水平。

三、日常饮食注意事项

（1）要避免高糖、高油、高盐的三高饮食，因三高饮食会导致冠心病、高血压、糖尿病、肥胖症、结石等富贵病。

（2）偏食将导致人体营养失衡，有损健康。食不厌杂，食物的种类要多样化，每日食物应有二三十种以上，才能满足机体对各种营养素的需求。

（3）人的体质分寒、热、虚、实，各人不一样，日常饮食要热则寒之，寒则热之。例如，怕热的人要多饮青菜汤、食苦瓜等；怕寒的人则少食寒凉的食物或食用生姜、胡椒、辣椒等调节。

（4）每一口食物最好咀嚼 30 次，不仅可嚼碎食物，充分发挥唾液淀粉酶的作用，还能调动肾、肝、胆等器官的活动，有解毒、防癌、抗癌作用，是一种有效的养生之道。

（5）植物性食物与动物性食物之比 7:1 为好。

（6）碱性食物与酸性食物之比 4:1 为好。

（7）β-胡萝卜素、维生素 E 和维生素 C 作为抗氧化的维生素，能够有效预防许多退化性疾病，包括肿瘤、心血管病和白内障。

（8）单一大剂量的维生素 B_6，并不能使脂溢性皮炎和湿疹患者好转，然而当饮食包含 B 族维生素时，特别是维生素 B_2 和足量的镁存在时，维生素 B_6 的吸收可显著增加，皮肤很快转为正常。

（9）在抗癌膳食中，牛奶可称得上是全营养食物，蛋白质和各种氨基酸、维生素、微量元素俱全，仅牛奶就可养活婴儿，延续癌症病人的生命。牛奶中所含的乳糖，可促进胃肠中乳酸菌的繁殖，帮助人体排解毒素，牛奶是碱性食物，含钙量较高，可使血液碱性化，而酸性血质，常常看作诱发癌症的土壤，是癌细胞肆虐的温床。

（10）20种蔬菜抗癌序列表

① 熟红薯（98.7%）；② 生红薯（94.4%）；

③ 芦笋（93.7%）；④ 花椰菜（92.8%）；

⑤ 卷心菜（91.4%）；⑥ 花菜（90.8%）；

⑦ 芹菜（83.7%）；⑧ 茄子皮（74.0%）；

⑨ 甜椒（55.5%）；⑩ 胡萝卜（46.5%）；

⑪ 金针菜（37.6%）；⑫ 荠菜（35.4%）；

⑬ 苤蓝（34.7%）；⑭ 芥菜（32.9%）；

⑮ 雪里红（29.8%）；⑯ 番茄（23.8%）；

⑰ 大葱（16.3%）；⑱ 大蒜（15.9%）；

⑲ 黄瓜（14.3%）；⑳ 大白菜（7.1%）

大蒜有降低胆固醇、甘油三酯的作用，降血清胆固醇作用比洋葱更强，可增加高密度脂蛋白、减少低密度脂蛋白，防止动脉粥样硬化，还有降血压作用。每天要坚持食一条熟红薯，可以防癌。

（11）减肥食谱

主菜：①冬瓜50克，香菇20克，熬汤；

②豆腐60克，海带30克，炖煮；

③鲜鲤鱼一条，黑豆60克，炖煮；

④凉拌莴苣、萝卜丝。

主食：①魔芋面条60克，黄瓜丝30克，香菇10克，做汤面。

②玉米、甘薯、韭菜饺子。

零食：金瓜，苹果。

每顿不要食得太饱，要让肠胃留一些空间。

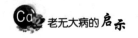

四、冷开水泡茶叶降血糖

茶叶含有多糖成分，先用冷开水洗去茶叶的农药尘埃，然后用冷开水浸泡 1 ～ 2 小时饮用，平时每天饮 1 ～ 2 杯，吃甜食后每天饮 3 ～ 4 杯，能有效降低血糖。

五、毛冬青、山楂饮

每隔二三天，用毛冬青 20 克、山楂 20 克煲水饮，能有效降血压、降血脂。

毛冬青对冠状动脉有扩张作用，又能控制血小板粘附和血栓形成，有降血压、降胆固醇的作用。

山楂能降血压、血脂。山楂含有多种可降血压的元素，每 100 克含钾 407.95mg、钙 658.48mg、锌 1.025mg、镁 113.4mg、铜 0.595mg、铬 0.07mg、锶 2.691mg、钴 3.022μg，且不含铅、镉、铝、镍，因而可降血压、血脂。有强化心脏、血管的功能。山楂还含有山楂酸、苹果酸、维生素 C、维生素 B_2、黄酮素、内酯素。内酯素可扩张血管，黄酮素具有兴奋作用。山楂能促进消化，并对致病杆菌有较强的抗菌作用。但因山楂有泻气、利尿作用，不能饮得过密，最好早上饮，免得晚上尿多。

毛冬青、山楂水降低密度脂蛋白胆固醇效果好，但降甘油三酯效果差。西药"力平之"可降甘油三酯。

六、每天吃水果

消化酶越充分，人的消化能力、吸收能力越强，人的寿命也越长。每个季度出产什么水果，就吃什么水果，每天最好能吃一个大蕉，以保大便畅通。

七、吃一些补品

1. 女士每三四天炖一次党参、黄芪水饮

党参有补气健脾，补肺益气，生津养血的作用，而且还有降低血压的作用，对神经系统有兴奋作用，并能增加机体的抵抗力。

黄芪有补气升阳，益卫固表，去毒生肌，利水消肿的作用，还有增强心肌收缩力及降低血压的作用，并有护肝的作用。

2. 男士三四天炖一次人参须水饮

人参有四大功效：

（1）大补元气，主治气虚欲绝、脉微欲绝。

（2）补脾益肺、主治肺气虚。

（3）生津止渴，主治气津两亏之症。

（4）安神益智，主治气血两亏、神倦。

这个炖品具有十二种作用：

（1）增强大脑皮层的兴奋性，增强记忆力。

（2）抗衰老，抗疲劳。

（3）抵御有害物质及射线的伤害。

（4）增强心脏功能。

（5）增强免疫功能。

（6）有降血糖作用。

（7）促进骨髓造血。

（8）促进雄性激素分泌作用，治疗不孕不育症。

（9）促进脂肪代谢，对高血脂有治疗作用。

（10）对癌细胞有抑制作用，可用于治疗肿瘤。

（11）对肝脏有解毒与保护作用，对血压有双向调节作用。

（12）促进骨髓造血功能，能治疗白细胞减少症及再障性贫血。

常服这些炖品，有利于提高免疫功能，振作精神。

八、老年人要防肾虚

老年人多有肾虚现象，腰腿酸软夜尿多。原因是元素不平衡，缺钙、铬、镁、锌、铜、锰、硒、钴、镍，而钼偏高所致。

常服杜仲汤可有效防治肾虚的发生。

用杜仲 10 ～ 15 克、红枣 8 ～ 10 克、花生 8 ～ 10 克、黄豆 8 ～ 10 克，煲猪骨，每周 2 次。

杜仲 100 克含锰 14.5mg、铜 36mg；

红枣 100 克含钴 195.76μg、铬 745.43μg、钼 111.47μg、氟 213.84μg、镍 250.4μg、锡 271.85μg、钒 278.11μg；

花生 100 克含锰 0.65mg、锌 2.42mg、铁 6.9mg、

钼 159.95μg、铬 453.2μg、铜 0.689mg、磷 250mg；

黄豆 100 克含锰 2.4mg、锌 3.04mg、钙 169mg、铬 333.32μg、钼 760.09μg、钒 119.3μg、镁 233mg、磷 400mg。

此汤富含钙、镁、锌、铜、锰、钴、镍等，杜仲有补肝肾、强筋骨的作用，故此汤可防治肾虚。

九、服西维尔

每天服用西维尔（硒酵母）两次，每次 2 粒，同时服 1 粒维生素 E。一粒西维尔含硒 50μg，硒能防癌、抗癌，并能提高机体免疫功能。

十、适当运动

每天要运动半小时至一小时，强化五脏六腑，提高身体素质。

1. 练气功

气功是我国五千年文化的瑰宝，它源远流长，内容丰富，种类很多。推荐练智能气功。

智能气功是建立在整体生命观理论基础上，通过主动内向性运用意识活动的锻炼（调心、调身、调息）增强生命力，把自然的本能变为自觉智能的实践。其功效如下：

增强体质 练气功可以调整阴阳、和畅气血、疏通经络、培益真气，使人的生命得以旺盛，具有使弱者强、病者康、老者复壮的功效。

（1）对神经系统的作用。练气功可使神经系统得到修复和调整。

（2）对血液循环系统的作用。练功可使心脏大循环以及微循环得以改善，还可使血浆雌二醇下降，有抗衰老作用。

（3）对呼吸系统的作用。练功时耗氧量与 CO_2 排出量都降低，可减小呼吸次数，显著增强肺功能。

（4）对消化系统的作用。练功可使唾液分泌增多，肠胃消化液增多，使肠蠕动增强，增强消化功能。

（5）对内分泌系统的作用。练功可使脑垂体及全身内分泌组织器官得到合理调节。可使肾上腺素与去甲肾上腺素代谢水平下降，生长素减少，血液中胆固醇浓度下降等。临床上通过练气功已治愈了不少糖尿病、甲状腺机能亢进、闭经等与内分泌有关的疾病。

益寿延年　练功就是要使人学会运用生命规律，增强生命力，从而达到健康长寿的目的。

防病治病　练气功对常见病、多发病的预防具有良好的效果。通过长期练智能气功，人体气机强化，运用意识及发外气双管齐下，可起到治病的作用。

增强智力

（1）增强思维能力。人的大脑有千亿个以上脑细胞，140 亿个神经细胞，一般人的利用率往往只有百分之几，如果大脑的活动有序化增强，就可使大脑潜力得以发挥。

（2）容易出现灵感。因为灵感的产生是思维活动在一定条件下自发进行的结果。

（3）陶冶性情，涵养道德。练功后，随着真气逐渐充足，精神得到充足的濡养，身体各项功能得到加强而趋于稳定，情绪也就不易波动了。另外，气血的通畅可以使性格开朗，精力充沛。

（4）开发潜能。人体机能的可塑性是非常强的，只要能正确地、主动地运用意识，通过一定的方法去锻炼，很多潜能都能开发出来。

2. 做瞬间强肾活动

两手握空拳，置于背部肾俞处，提脚跟上下抖动3～5分钟。此法贵在坚持。

十一、唱歌、朗诵，保持乐观情绪

经常唱歌，朗诵，可开发大脑潜能，保持乐观情绪。

日本医学博士春山茂雄认为："通过形象思维，充分使用右脑，发挥右脑的智慧，会使人类更聪明，更好地发挥利导思维的作用，在事业上取得更辉煌的成就。"

朗诵能促进人的形象思维，唱歌同样也能促进人的形象思维。例如，王洛宾创作的《在那遥远的地方》，歌词："在那遥远的地方，有位好姑娘，人们经过她的帐房，都要回头留恋地张望"。一唱这支歌时，人们思绪万千，既促进形象思维开发大脑潜能，又因为乐观情绪促使大脑释放 β-内啡呔，促进身体健康。

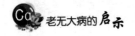

十二、饮海洋深层水

夏威夷海洋深层水源自万年前地球南北极冰源融化水，下沉4000米，经地球海洋大循环，至夏威夷海洋遇海底山脉自然涌升，由美国自然能源研究所从夏威夷科纳915米处汲取，经电解、除杂提炼而成，它具有以下特点：

（1）含有人体所需的全部元素，含有90余种矿物质与有益物质，涵盖了健康人体新陈代谢所需全部元素。

（2）成分比例组合与人体体液惊人的一致，微量元素含量比例与人体内微量元素含量几乎完全一致，特别是钙镁含量比例达到1:2的黄金组合，与人体所需的钙、镁比例完全一致，这种成分的均衡，满足了人体吸收各种无机矿物质成分的要求。

（3）酸碱度与人体体液接近，人体体液环境正常的pH值7.35～7.45，而生病的身体体液环境多是偏酸性，夏威夷海洋深层水pH值在7.4～7.8之间，属弱碱性，能快速有效平衡体液环境，使病体恢复健康。

（4）100%还原水，极地冰源水来自4000米海底，含氧量为零，因此是100%还原水，含有大量的活性氢（H^+），可以吸收人体内各处的游离氧和自由基，保护组织细胞免受伤害。

（5）100%无菌自然水，由于地处"无菌层"，无细菌生长条件，因而非常洁净，性能稳定，是100%绿色饮水。

此品获美国食品药品管理局FDA认证，认证号（FOO144844）。它不是药，是饮用水，但可以起到难以想象的药物效果，2017年9月12日联合国采购中心批准其为全人类紧急救援用水。

正由于它具有上述特点，它对人类健康有极大的帮助。只要坚持每天饮用必定有利于健康。若一天能饮4支以上，效果就很好，特别对急救有奇效。外用消炎效果也很好。因此我们以它为防病治病的措施之一，尤其是对癌症等重大疾病，效果良好。

我们认为坚持以上十二种措施，人们就可以长期保持免疫功能正常，人就可以无大病，健康长寿！

第四章　大病的防治及病例

第一节　癌症的防治及病例

癌症病人对付癌病首先要保持情绪稳定，懂得事物的两面性，坏事可以转化为好事，病了可以医好，千万不要一知道患癌就精神崩溃。有两个事例：

谢××，男，50岁，医院检查出患肺癌，立刻精神崩溃了，不但不愿服药，连吃饭饮水都不想，家人只好送他入医院打吊针保命，十多天便去世了。

广州军区一位团长，知道自己患肺癌后，思想上认为：岂有此理，你癌症竟然落到我头上，我同你拼命，坚决和你斗争。他在陆军医院留医，效果很好，很快就恢复了健康。医院还召集癌症病人，向他们介绍这个事例，让很多病人都有了信心和希望，加强了医疗效果。

一、自然疗法

如何医治癌症？目前一般采用"动手术，放化疗"的治疗手段。用这种方法，许多病人花去数十万甚至上百万元，治疗期间非常痛苦，部分病人能治好，部分患者人财两空。这种治疗方法已逐步显示其弊端。中国台湾治癌专家何永庆先生写了一本书《为癌细胞平反》，他认为"癌细胞是正常细胞，在宿主提供不当环境下的适应求生之道，所以宿主（即病家）应当反求于己，移除压力源"。

他认为"当务之急，必先扶其正气，方能逐邪外出。首先要留人，其次才是祛病。若只知一味杀灭癌细胞，往往一波未平，一波又起，到头来人财两空，得不偿失"。

"手术治疗，只能有条件地切除已生成的早期的、局限性的肿瘤组织，却无法消除癌症形成的原因，无法阻止手术后癌症的复发。而且由于手术后造成患者机体组织的损伤，使患者体质下降，更容易导致癌细胞的扩散和转移，形成新的肿瘤病灶。手术本身的沉重打击，往往加速癌症患者尤其是老年患者的死亡"。

"化学药物治疗和放射线治疗，更是敌我不分的消极而残忍的治疗手段。由于癌细胞通常具有比正常细胞更强的增殖能力与生命力，因此在化学药物治疗和放射线达到抑制癌细胞的剂量之前，机体正常细胞就已经受到损害，当癌细胞被大剂量的化学药物治疗和放射线暂时未死时，整体机能已不可避免地受到破坏"。

基于上述原因，他不同意采用动手术、放化疗的方法防治癌症，而是提倡用中华自然医学灵芝的方法

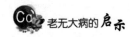

治疗。灵芝含有各类有效成分，目前发现逾 400 种。

微量元素 灵芝通过水解酶的水解作用，从树种获得大量的锰、铜、锌、铁、硒等微量元素（其含量多寡与其寄生的树种及环境有关），且含有大量 SOD（抗氧化酶），如 Mn-SOD、Cu/Zn-SOD，以及双氧水分解酶，谷胱甘肽过氧化物酶等，这些都是抗氧化的重要物质。

有机锗 有机锗能脱氢，可调节血液不正常之酸碱值，使血液携氧量增加，改善机体缺氧现象，可平衡人体内之生理电位，能中和自由基和癌细胞的电子，故有抗氧化防癌作用。还可诱导干扰素，对抗病毒感染。

高分子多糖体 相对分子质量从数千到数十万都有，部分多糖体含有 15%～40% 的多肽，多肽含量越高，越具有细菌壁和病毒的抗原特征，其药理活性越大，能提升人体免疫功能，有效地抑制癌细胞的扩散，稳定血压，降血脂及胆固醇，促进血糖正常，降总胆红素，促进肝脏蛋白合成，改善肝组织纤维化等。

三萜类 能清肝、强肝、抑制组织胺释放，改善过敏反应，间接使癌细胞自我凋亡等。

腺苷 能使血液粘稠度降低，预防血栓的形成，化解癌组织周围的血栓壁，加强药物治疗效果。解痛、镇静、安神，有益肌肉萎缩之康复。可诱导干扰素的产生等。

小分子蛋白 灵芝成分中含有可以调节人体免疫

力的小分子蛋白质，这种蛋白质的相对分子量为 15 000 ～ 29 000，其氨基酸组成与人体的免疫球蛋白类似，所以可以在体内行使双向免疫调节功能。

麦角甾醇　麦角甾醇是一种维生素 D_2 原，可转化为维生素 D_3，具强筋骨作用，不但可以抑制人体对动物性胆固醇的吸收，而且可将之转换成激素，保持青春，增加性能力。

胆碱　胆碱是神经传导素乙酰胆碱的前驱物，可改善神经传导，预防老年痴呆，调节免疫，防治肌无力，抗氧化，降低冠状动脉阻力，提高心肌对氧的利用率，增加大脑血流量，同时对脑神经有安定作用。

氨基酸　灵芝含有人体所需的 18 种氨基酸，包括 8 种必需氨基酸。

甘露醇　甘露醇是一种单糖，可利尿，抗氧化，防治脑中风。

几丁质　灵芝几丁质及其衍生物可促进免疫，防治肿瘤，并促进角质细胞和成纤维细胞的成长，有助伤口愈合。

灵芝亦可归纳为四大功效：

（1）抗自由基，防止氧化。

（2）增强或调节免疫。

（3）活血强心，养肝益肾。

（4）安神健脑，解压定魄。

何永庆先生在美国、日本、中国台湾、中国香港医好不少癌症病人。医治重症病人，主要是用浓缩 18

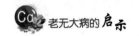

倍的灵芝胶囊。治好一个重症病人要花三四十万元。对穷困病人，费用可能难以支持。

二、微量元素疗法

我们从事微量元素医学的宣传、教育、实践三十多年，我们认为，癌症的发病规律是人体内环境改变，生化紊乱，造成细胞变异所致。因而要改善内环境，使细胞进行正常生理活动，从而治愈癌症。

癌症与体内 14 个与免疫功能相关元素的关系，是我们从微量元素科学理论与实践中归纳、总结出来的。我们分析癌症病人的发检数据，发现无一例是少于 6 个元素不达标的，常常是缺钙、镁、硒、锌、铜、铁、锰、锶、钼、钴，而镍、铬、铅、镉超标。这 14 个元素若有 6 个以上严重不达标（即偏离正常值太多），就有可能引发癌症。掌握了这个规律，若能控制这 14 个元素中不达标的元素少于 6 个元素，癌症威胁就可以基本消除。我们在三十多年的实践中也证实了这个规律。

14 个与免疫功能有关的元素，是人体正常生理活动所必需的元素，其过多或过少都会使正常生理活动受阻。细胞营养充足了，各种生理功能就能正常，人也就健康了。但如果饮食不科学，细胞缺乏营养，加上不良的生活习惯，细胞的生存环境恶劣，各种各样的疾病就发生了。所以防治癌症，就要从最根本的元素平衡入手。

我们对付癌病的方法是：

1. 排铅排镉

首先检测头发元素，看与免疫功能相关的 14 个元素是否达标，其中先看重金属铅、镉。铅超过5μg／g，就先要排除体内的铅。因为铅超过 5μg／g，不仅损伤人的神经系统、造血系统，而且破坏人的免疫系统、消化系统，导致体内各种元素不平衡，而发生各种大病。排铅的方法：

（1）每天食两支酸牛奶，每周食二三次紫菜汤（加鸡蛋或瘦猪肉同煮），及芫茜汤（加鸡蛋或瘦猪肉同煮）。

（2）食奇果排铅冲剂，每天饭前服两次，每次两包，用温开水冲服。

若镉偏高，要排镉。镉是有害重金属，过高会伤害肾脏，导致肾炎、肝受损、肺气肿、慢性支气管炎、骨软化、骨痛症、毒血症等。锌可以拮抗镉，用葡萄糖酸锌可以排镉，成人每天二次，每次两粒，儿童减半。直到把镉降到 0.25μg／g 以下。

2. 食疗

按头发检测数据，元素超过健康人平均值的，属偏高的元素要降下来，降偏高元素的办法：

（1）十多天内不食或少食含此种元素较多的食物。

（2）利用元素互相拮抗的原理去降偏高的元素，

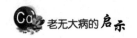

例如，锌可拮抗铜，若铜偏高可以食含锌高的猪舌、牡蛎、眉豆、香菇等。

偏低的元素要补充，办法是：

（1）综合煲汤料，例如，缺铬用黑木耳，缺钙用黄豆，缺锌用核桃或眉豆，缺铜用莲子，缺锰用香菇，缺锶用黄芪，缺钼用淮山，缺钴用杞子，缺硒用玉米，缺铁用黑豆，缺镍用红枣，缺镁用荷叶，一起煲鸡脚（因鸡脚含硒而且油脂较少）。食时，弃掉荷叶、黄芪，饮汤食渣，豆类含嘌呤高，天天煲，可能伤肾，所以隔两天煲一次，以提高偏低元素值，降低偏高元素值。

（2）服用海洋深层水。每天饮用夏威夷海洋深层水 6 支（重症 9 支），分三次，饭前饮，每次用三百毫升热开水冲服，可以分次饮，不一定要一次饮完。

夏威夷海洋深层水含八九十种元素，它们之间有协同和拮抗的作用，可使体内超标的元素降下来，偏低的元素补上去。其 pH 值为 7.4 ～ 7.8，属弱碱性水。人体 pH 为 7.35 ～ 7.4，越偏酸性癌细胞就越活跃。日本学者曾经对癌症患者做过研究，所有癌患 100% 是酸性体质，实验结果表明，癌细胞在弱碱性液体里，很快就死亡（引自《为癌细胞平反》一书第 252 页）。

（3）补硒。每天吃二次西维尔补硒，每次三粒（加一粒维生素 E 药效更好），以提高免疫功能。因为硒是癌的克星。

此外，每天多食水果、蔬菜，少食肉类。

通过上述办法，一般用 3 万～5 万元，病情就有好转。例如：

林××，男，69 岁，曾患肾癌，手术切除后，过了一段时间又发现癌细胞转移到肺部，变为肺癌，医院动员他入院留医治疗，他害怕自己身体不能承受那么大的手术，不想留医，问我们怎么办？我们主张他先检测头发微量元素，2011 年 3 月 10 日检测头发微量元素，数据显示有关可引发癌症的 14 个元素中，偏低的元素有 7 个，其中（单位：μg/g）钙 569、镁 44、锌 142、铁 18、铜 7.5、锰 0.78、锶 1.7；偏高的元素有 2 个，其中铬 1.6、镍 2.3。共 9 个元素不达标。硒无分析（一般偏低），若加上硒偏低，则是 10 个元素不达标。数据说明超过了 6 个以上元素严重不达标，是大病的征兆。建议他除日常三餐饮食疗法外，每天早、午、晚饭前各服用 2 支夏威夷海洋深层水，每次用 200ml 温开水稀释。另每天服用 2 次西维尔补硒，每次 4 粒，嚼碎后吞下（同时吃 1 粒维生素 E）。在服用完 400 支夏威夷海洋深层水后到医院复检，各项指标均已正常，不用再入院治疗。

陆××，男，39 岁，一个严重白血病人，这人发现有白血病后在医院治疗，未治愈。经朋友介绍来听微量元素与健康报告，咨询调理方法。我们建议他每天服用 9～15 支夏威夷海洋深层水，连续坚持 4 个

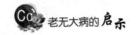

月，加上中医治疗，终于治好了白血病，恢复了健康。

何××，女，49 岁，肠癌，2019 年 3 月 25 日检测头发元素（单位：μg/g）：锌 106.5、铁 35.6、铜 10.2、钙 836、镁 60.9、锰 5.1、锶 1.58、铬 1.06、钼 0.31、钴 0.63、镍 1.05、铅 6.6、镉 0.16。她的锌、铜、钙、镁、锶、钼、硒（硒无分析，但一般偏低）都偏低，偏高的元素有铬、钴、镍、铅 4 种元素，共 10 个元素不达标而患肠癌。

我们首先要她每天饭前服奇果排铅冲剂排铅，其次编煲汤料补偏低元素，即用眉豆补锌，莲子补铜，黄豆补钙，荷叶补镁，黄芪补锶，淮山补钼，玉米补硒等，每两天一次。不吃或少吃含钴、镍、铬高的食物，如杞子（含钴高），红枣（含镍高），黑木耳（含铬高）等，慢慢高的元素会降下来。

每天三餐前饮夏威夷深层海洋水，每次二支，用 300～400mL 温开水稀释，共饮 100 多盒；每天服硒二次，每次三粒，同时服用维生素 E 1 粒。

2019 年 11 月 1 日复检头发元素（单位：μg/g）：锌 127.9、铁 38.2、铜 10.2、钙 945、镁 75.1、锰 6.6、锶 1.23、铬 1.23、钼 1.5、钴 0.6、镍 0.82，铅 6.7，镉 0.27。与 2019 年 3 月 25 日相比，锌从 106.5 上升到 127.9，钙从 836 上升到 945，镁从 60.9 上升到 75.1，锰从 5.1 上升到 6.6，钼从 0.31 上升到 1.5，镍从 1.05 下降到 0.82。元素平衡状态好转，病情不

再继续恶化，开始走向稳定，她的丈夫说她现在出血时间间隔长一些，量也少很多，食欲、睡眠好转，人也精神了。但元素还未完全调整到正常水平，故未痊愈，只有不达标元素在 6 个以内，病情就可望康复。

　　杜××，女，49 岁，经医院诊断为肾癌。2014 年 3 月 16 日检测头发元素（单位：μg／g），其锌 101、铁 26.9、锰 4.4、锶 1.64、铬 0.74，5 种元素偏低。铅 8.9、铜 14.4 两种元素偏高。共 7 种元素不正常。请我们帮助调治。

　　我们建议她首先排除铅的毒害，用千果花排铅冲剂排铅，食酸牛奶、紫菜汤、芫荽汤辅助排铅。用葡萄糖酸锌补锌降铜。其次编煲汤料补偏低元素。用眉豆补锌、黑豆补铁、黄芪补锶、黑木耳补铬、香菇补锰、玉米补硒。

　　经过一段时间的调治，2018 年 12 月 10 日复检头发元素：铅从 8.9 下降到 5.1、铜由 14.4 下降到 9.2；铁从 26.9 上升到 32.6、锰从 4.4 上升到 5.9、铬从 0.74 上升到 1.01、锶从 1.64 上升到 1.66。6 种元素都有所好转，恢复了健康，现在生活、工作正常。

　　王××，女，28 岁，患子宫肌瘤。2011 年 7 月 30 日检测头发元素，共有 10 种元素不正常，我们建议她首先重视一天三餐的饮食，给她编煲汤料，编菜单，补偏低的元素，降偏高的元素；其次建议饮服夏

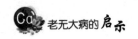

威夷海洋深层水，每天6支，分早、午、晚各2支，饭前用200ml温开水稀释服用；第三，每天服食西维尔8粒，同时服两粒维生素E。

服完25盒夏威夷海洋深层水及十余盒西维尔后，她到医院复查，已查不到肌瘤，我们建议她仍要每天继续服用夏威夷海洋深层水1～2支，西维尔4粒预防复发。

2012年6月7日，复检头发，镁从44上升到69.8、铁从29上升到30.3、锰从1.7上升到5.5、锶从1.5上升到1.94、偏高的元素铜从12下降到9.5、铬从2下降到0.78、镍从1.9下降到0.36，7种元素显著好转，病情当然有所好转，前后共用去1万2千多元。虽然7个元素好转，但还未能达到正常，我们建议她仍要注意调整。

以上几个病例说明癌症病人是有可能用微量元素医学治好的。2013年12月，我们写了一篇《如何对付癌症》的论文寄给"金色杯"第一届北京优秀科普作品征文活动，获"提名奖"。论文由"协会评审委员会成员王直华、范春萍、王一方、尹传红、徐帆、俞敏、刘金霞、常汝生等8位专家进行初评，再由周立军、石顺科等10位终评委确定。我们的论文能从285篇论文中筛选出来，进入99篇得奖的论文行列中，这就说明我们用微量元素医学医治癌症的措施，得到了当代中国高层专家的认可。

微量元素医学是以防重于治，食疗胜于药疗的理念开展养、疗的科学，是高效而又经济的医疗办法，其特点是费用少，见效快，副作用少。

第二节　高血压的防治及病例

高血压一般是钠离子偏高，钾元素偏低，铅、镉超标，锌、锰、钙、铁、锶偏低。高血脂一般缺钙、镁、硒、铜、铬、钴或钴超标。

杜××，男，76岁，2010年患高血压，高压200，低压100，在医院治疗很长时间，高压降至170；且便秘，每四五天才大便一次；头晕目眩，少气无力，他家住8楼，每上一层楼梯，都要休息一会儿才能继续。2011年他参加越秀区老年大学微量元素与健康学习班，要求我们帮助他调治。我们先让他检测头发微量元素，检测结果为（单位：μg/g）硒正常值0.65，其检测值0.24；钙正常值980，其检测值426；镁正常值75.3，其检测值28；其余铁、铜等元素检测值都比正常值低很多。我们建议他：① 服食硒康胶囊补硒，每日4粒以提高免疫力（现在食西维尔补硒）。② 服食银杏滴丸降血压、血脂，每天两次，每次8粒（现在食毛冬青、山楂降血压、血脂）。③ 每天服食夏威夷海洋深层水三次，每次2支，用二三百毫升温开水稀释饮。④ 三餐食疗选菜肴补偏低元素。⑤ 每天用黑芝麻20克、糯米100克、黑枣5个煲粥解决便秘问题。⑥ 详读《微量元素防病指南》一书，学习微量元素知识。一个月后，血压从高压 170 降至 130，低压从 100 降至 70；大便从四五天一次，恢复到每天都有；头不昏，气不喘，面色从灰黑暗变得红光满面。街坊都说他简直变成另一个人，身体好、精神好，天天看报。还编写了广东方言字典，手抄字体比芝麻还小，原来他是个作家，他能恢复工作不知有多高兴，说我们是他的救命恩人。他夫妻二人一直跟着我们微量元素与健康学习班，读了一个学期又一个学期，共五年。检测头发微量元素十六次，很明显的是，发检数据好，他们的健康状态和精神面貌就好；发检数据差，他们的健康状态和精神面貌就差。

第三节　糖尿病的防治及病例

糖尿病是一种自身代谢紊乱，胰岛素分泌绝对或相对不足，糖耐量因子缺乏的疾病。微量元素医学观点认为，糖尿病的发病原因是缺铬、锌、锰、镁、硒、铜、钒、磷，而铁、镍超标。三价铬通过形成葡萄糖耐量因子或其他有机铬合物，协助胰岛素发挥生化作用；锌是机体内数十种酶的组分，可提高胰岛素的稳定性；硒对胰岛内锰－硫蛋白有影响，它对维持胰腺正常功能具有重要作用；锰使胰腺发育正常，维持胰岛 B 细胞正常合成胰岛素；铜可维持胰岛素和血糖平衡；镁对胰岛素分泌起作用，缺镁可造成胰岛素分泌障碍，导致胰岛素敏感性降低；钒对造血过程有积极作用，使血浆胆固醇降低，并有降血糖的作用；铜具有酶和激素的生物催化作用，可以降低尿糖及血糖水平；铁过高会影响铬运转，造成缺铬。改善体内上述元素的含量，对调治糖尿病是关键。我们认为，调整到各种元素达到健康值，糖尿病是可控可治的。

梁××，女，60岁，患糖尿病很长时间，在医院治疗效果不佳，找我们用微量元素医学帮她调理。2013年6月26日检测头发微量元素，检测报告显示（单位：μg/g）：锌122.3，铁31.6，铜11.8，钙795，镁22.2，锰3.4，锶1.58，铬0.86，钼0.6，钴0.16，镍0.24，钒0.05，铅7.7。偏低的元素有铬、锌、锰、镁、钒、硒（无分析，一般偏低），重金属元素铅7.7偏高。

调理办法：

首先排铅，服千果花（现在用奇果排铅冲剂）排铅。

其次，编煲汤食谱补偏低元素：鸡翅或鸡脚煲黑木耳（补铬）、黄豆（补钙）、眉豆（补锌）、香菇（补锰）、黄芪（补锶）、玉米（补硒）、黑豆（补铁），每两天煲一次，食时丢弃黄芪，饮汤食渣，以提高偏低元素值，降低偏高元素值。

第三，每天饮用冷开水浸茶叶。先用冷开水洗去茶叶中的农药、杂质，再用50℃以下冷开水浸泡1～2小时，一天饮茶叶水1～2杯，可降血糖。

每两天煲一次三味汤。用10克玉米须、一个红萝卜、一个苹果煲水饮，可通血管、消脚肿，避免糖尿病引起的股静脉堵塞、脚肿、脚烂。

第四，服食夏威夷海洋深层水，每天饭前饮一次，每次2支，用二三百毫升温开水稀释饮服。

第五，每天服食西维尔（硒酵母），以提高抗氧化、抗癌能力，提高免疫能力。每天2次，每次3～4粒（加一粒维生素E，药效更好）。

第六，服食一些中药，请有经验的中医开中药进行全面调理。最好把药煲好，放入小暖瓶内，凌晨四时喝药，疗效更好。

通过以上措施，2014年5月29日复检头发元素，该患者发检数据如下：

钙从795上升到803，镁从20.2上升到49.2，锰从3.4上升到3.6，铬从0.85上升到0.98，铅从7.7下降到4.6。血糖恢复正常，医好了糖尿病，其后每天坚持用冷开水泡茶饮，至今血糖一直都正常，不用天天服药。

李××，女，63岁，糖尿病。2012年12月26日检测头发微量元素，锌105.3、钙801、镁38.2、锰4.1、锶1.67、钴0.05，6种元素水平偏低；铅8.1、镉0.26，两种元素水平偏高。调治办法也是首先降铅，每天饭前服两包千果花冲剂，一日两次。其次编煲汤料，用荷叶补镁、黄豆补钙、眉豆补锌、香菇补锰、黄芪补锶、玉米补硒、杞子补钴。第三，日常三餐食谱选取体内所缺元素的菜食。第四，每天饮1～2杯冷开水泡叶茶，每周煲1～2次三味汤（苹果、红萝卜、玉米须煲汤）降血糖。第五，每日三餐前饮夏威夷海洋深层水，每次2支用300mL开水稀释后服用。

2015年3月16日复检头发元素，检测数据为：铅从8.1下降到6.3，锌从105.3上升到112.5，钙从801上升到984，镁从38.2上升到54，锰从4.1上升到5.6，锶从1.67上升到1.76，钴从0.05上升到0.11。7种元素水平好转，血糖恢复正常。

肖××，女，糖尿病。2016年9月28日发检数据为：锌116、铁27、钙844、镁70.8、锰3.8、锶1.01、铬0.85，7种元素水平偏低；镉0.25、铅7.8，两种元素偏高，共9种元素不达标。针对这种情况我们建议她：首先要排除铅的毒害，服奇果排铅冲剂6盒；食酸牛奶、紫菜汤、芫茜汤辅助排铅。其次，饭后服葡萄糖酸锌排镉。第三，编煲汤料补偏低元素，每两天煲一次：用眉豆补锌、黑豆补铁、黄芪补锶、黑木耳补铬、香菇补锰、玉米补硒、荷叶补镁。第四，每天饮用冷开水浸茶叶水1～2杯（先用冷开水洗去茶叶中的农药、杂质，再用50℃以下冷开水浸泡1～2小时），可降血糖。第五，服三味汤，每两天服用一次：用10克玉米须、一个红萝卜、一个苹果煲水饮，可通血管、消脚肿，避免因糖尿病引起股静脉堵塞、

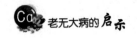

脚肿、脚烂。第六，服食夏威夷海洋深层水，每天饭前饮一次，每次二支，用二三百毫升温开水稀释饮服。第七，服食西维尔（硒酵母），可提高抗氧化、抗癌能力，提高免疫能力。每天2次，每次3～4粒（加一粒维生素E，可以提高药效）。第八，服食中药，请有经验的中医开中药进行全面调理，最好把药煲好，放入小暖瓶内，凌晨四时服用，药效最佳。

通过以上措施，2018年6月24日复检头发元素，锰从3.8上升到4.3，铬从0.85上升到0.95，锶从1.01上升到1.96，铅从7.8下降到5.5，镉从0.25下降到0.11。5种元素水平明显好转，血糖恢复正常，医好了糖尿病，其后坚持每天泡冷开水茶饮，至今血糖一直都正常，不用天天服药。

第四节　其他大病的防治及病例

一、对付肾衰竭（尿毒症）

从微量元素医学角度分析，肾病与体内多种微量元素不正常有关，一般缺锌、铬、钙、钴、锰、镍、硒、镁、铜，而钼、铝偏高所致。

肾病对人体威胁最严重的是尿毒症，尿毒症虽然是一种严重威胁生命安全的大病，但这种病是可以运用微量元素医学知识进行预防和治疗的。

（1）如果体内镍元素小于0.3µg/g，说明有尿毒症的威胁，实际检测到一些尿毒症的病人的镍是0.2μg/g左右，要多食含镍高的食物，如黄花菜、黑枣、红枣、黑木耳、芝麻、莲子等。当镍元素提高到0.5～0.6μg/g时，这种疾病的威胁就可以大大降低。

（2）除镍太低可引发肾衰和尿毒症外，铅、镉、铂超标也可能引发肾衰、尿毒症（目前头发微量元素检测没有检测铂元素）。因此，如果铅、镉超标也要尽快把它们降下来，办法是食保健品排铅口服液排铅、新微宝排镉，另外多食紫菜、海带、牛奶，以及含硒高的食品等也可以排铅和镉。

（3）夏威夷海洋深层水及硒酵母是防治尿毒症的好办法，每天饮4支夏威夷海洋深层水，6～8粒硒酵母片，另加两粒维生素E（分两次食）就能控制病情，并能大大改善体质。

万××，男，27岁，患肾衰竭，到医院透析不能治愈，无法上班，病休在家里。要求我们用微量元素医学的办法进行调理。

2011年10月27日发检数据为：铅21.38、镉0.612、钙621、镁17.03、锌70.16、铁28.22、铜10.77、锰0.12、锶0.46、铬0.79、钼0.134、钴0.021、镍1.18。

看到他的数据我们吓了一跳，因为这么高的铅是很少见的，他的病情非常严重！

我们调理的办法：

首先降有毒有害元素铅、镉，每天饭前服用千果花口服液，每次两支排铅；饭后服用二次葡萄糖酸锌，每次 2 粒补锌排镉。

其次，编日常三餐菜谱，补偏低的元素。

第三，编煲汤食谱，用黄豆补钙、荷叶补镁、核桃补锌、黑豆补铁、莲子补铜、香菇补锰、黄芪补锶、淮山补钼、杞子补钴、红枣补镍、黑木耳补铬、鸡脚补硒，以上原料一起煲汤，每周三次补偏低元素。

第四，服用有针对性的保健品，每天食二次西维尔（每次 4 粒），1 粒维生素 E；4 支夏威夷深层海洋水，连服 24 盒。经过一段时间调理，排尿从少量恢复到每天 2000 多毫升，人精神了，开始上班，并继续按以上办法调理。

2014 年 5 月 22 日复检头发微量元素：铅 6.2、镉 0.23、钙 733、镁 64.5、锌 101.1、钼 0.58、铁 35.7、铜 9.8、锰 3.1、锶 1.8、铬 0.75、钴 0.25、镍 0.26。也就是说元素铅由 21.38 下降到 6.2、镉从 0.612 下降到 0.23，铅、镉大幅降下去了，有益元素就能较好地吸收，钙从 621 上升到 733、镁从 17.03 上升到 64.5、锌从 70.16 上升到 101.1、钼从 0.134 上升到 0.58、铁从 28.22 上升到 35.7、锰从 0.12 上升到 3.1、锶从 0.46 上升到 1.8、铬从 0.79 降到 0.75、钴从 0.021 上升到 0.25、镍从 1.18 下降到 0.25。体内 14 种重要元素有了质的改变，身体康复了，人也精神了，可以去上班，继续从事汽车维修工作。一个已失去工作能力的人，又重拾健康，回到工作岗位，该有多高兴啊！

二、疑难杂症的防治及病例

前面已述，要实现健康长寿，提高自身身体素质，首要条件就是体内各种元素特别是与免疫功能相关的14种微量元素保持平衡。

要使体内微量元素维持动态平衡并不是一件容易的事，因为人体时时刻刻都在进行着新陈代谢。各种元素在人体内每天都有一定的消耗量，在日常生活中，每天所摄取的有益元素不一定能满足人体的需求，有害元素可能过多，各种元素间的关系错综复杂，有些元素之间是互相促进的，有些元素之间则是相互拮抗的。例如，锌与铜互相拮抗，铜与钼也互相拮抗，锰、钙拮抗铁等，从而使体内元素含量不断变化。只要定期（一般是三个月）检测头发（或验血）的微量元素情况，及时掌握各元素在人体内的数据，并据此进行全面归纳分析，就能知道自己的健康状况。维持体内元素平衡的具体方法是：

第一，对已确定的身体隐患，制定调理办法。

第二，针对疾病隐患，进行必要的食物疗法。

第三，有针对性地选择食用一些保健品。

例如，硒太低可以食用西维尔，钙太低可以食用钙宝等。

第四，对临床确诊的疾病还要服用西药或中药。

通过以上方法，只要使人体内数十种微量元素保持平衡，什么疾病都可以治好。

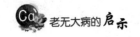老无大病的**启示**

我国著名营养学家于若木指出："从调控人体的各种生命元素来防治各种疾病，这就抓住了保健的根本。"

关××，男，64岁患肝病多年，在医院治疗未愈，其症状是两胁经常有痛感，头昏，易怒，腰腿酸痛，睡眠质量差，食欲不振，夜尿频繁。2011年3月8日参加越秀区老人大学微量元素与健康学习班，请我们帮忙治理。我们建议他饮用夏威夷海洋深层水，每天二次，每次二支，饭前用300毫升温开水服。饮完20盒（一箱），自觉身体好了很多，他去医院检查，结果各项指标均在参考值区间，特别腹部B超检查，结果比以往有所好转，高兴极了。过了几年见到他，他说病已好了。面色红润，精神良好。夏威夷海洋深层水，一般健康人每天最好能饮两支，对增加体能、精力，提高工作效率都有好处。

姚××，女，38岁，患红斑狼疮，在医院诊治未好，来找我们时身体十分虚弱，奄奄一息，坐也坐不稳，要求我们帮助调治。

2020年7月15日检测头发元素为：锌117.6、铁24.2、铜14.8、钙961、镁85、锰5.4、钾150.4、锶1.88、铬1.35、钼1.44、钴0.12、钒0.19、钛6.89、钡2.13、硼277、锡0.84、铅4.8、镉0.14。与免疫功能相关的14种元素中铜、镁、锰、铬、钼、钴偏高，锌、铁、硒（硒无检，一般偏低）偏低，共

10 种元素不正常。

我们的调治办法：

（1）因锌、铁低，体质弱，免疫功能差，因而要补偏低元素。用眉豆补锌、黑豆补铁、黄豆补钙、玉米补硒一起煲鸡脚，两日煲一次。

（2）降偏高的元素。建议她参考《微量元素防病指南》第22页《20种元素日常食物来源》，对体内元素水平高的食物少食或暂时不食，这些超标元素就会慢慢降下来。

（3）夏威夷海洋深层水具有数十种元素，碱性水，通过元素间互相拮抗、互相协同的作用把体内元素调至平衡状态。建议她每天饭前饮，一日三次，每次两支，用三四百毫升温开水稀释，同时用海洋水涂患处创面，有消炎、止痒、护肤的作用。

（4）每天服两次西维尔补硒，每次3～4粒，加一粒维生素E，增强免疫力。

用上述办法调理近两个月，病人自觉身体好转，红斑狼疮消失，手脚不疼。经广州中医药大学附属广州中医院复诊，红斑狼疮消失。

结束语

为什么有些病人在医院治疗未能治好，而用微量元素医学调治，就能治愈，我们总结原因有如下几点：

（1）微量元素医学从地球基本单元——元素出发，地球上所有的物质都是由元素组成，人体也是由八九十种元素组成，每个元素在体内都有它特定的功能，体内元素平衡就能正常生长、发育、生活、工作。元素不平衡，细胞失去营养平衡，活力就差，免疫力低，就易染病。尤其是关乎免疫力的十几种元素。所以首先要检测头发元素，了解体内元素状况，才能有的放矢真正治到点子上。特别是有害元素铅超标，就要先排除铅毒害，因为铅不仅破坏人的造血系统、神经系统，还破坏人的消化系统，肠胃消化功能一旦受到破坏，什么营养、药物都吸收不好，导致身体营养不良，药物不能吸收。而中、西医对铅毒害不是那么重视，不检测铅，故治疗效果就打折扣。我们的经验是铅如果超过 $5\mu g/g$ 就对健康有影响，首先降铅，这是关键。

（2）用食疗胜于药疗。无机金属盐类，人体较难吸收，而且成分单一，而食物中的元素是有机化合物，很易被消化吸收，而且每种食物含有多种元素，元素能互补且易被人体吸收，所以要编制煲汤食谱，指导食疗。

（3）为了更准确、更快地取得调治效果，需要服用一些有针对性的、合法、安全、经济的保健品。

西维尔（硒酵母片）　这是黑龙江牡丹江制药厂的老产品，一粒含硒 $50\mu g$，而且是有机硒。硒在体内主要作用消除自由基，能护心、肝、肺、肾等全身脏器，抗癌。加上它有酵母，可帮助病人加强消化能力。而且便宜，一瓶才三四十元，是癌症病人最经济、安全无副作用的好产品。

夏威夷海洋深层水（又叫生命原液）　它是慧江国际有限公司的产品，是从美国夏威夷引进的 4000 米以下的深层海洋水。它在深海下环流经太平洋、大西洋，溶解了地球所有元素，元素多，呈弱碱性，pH7.4 ～ 7.8。由于它含有八九十种元素成分，与人体元素组成相似，因而能把人体内偏高的元素降下来，偏低的元素补上去，使体内元素逐步达到平衡状态。同时可将酸性体质转为碱性体质，疾病就能治愈、健康就会好转。

以下经验方辅助调治，效果也很好。

（1）50℃以下冷开水泡茶叶 1 ～ 2 个小时后，饮茶，可降血糖，防治糖尿病。

（2）三味汤：用苹果、红萝卜、玉米须煲汤，饮汤食苹果、红萝卜，可通血管、降血糖，糖尿病人脚肿、脚痛、行动困难，三味汤连饮七八次可消肿、止痛，保护脚部。

（3）用毛冬青 20 克、山楂 20 克煲水降血压、血脂、胆固醇。

（4）用糯米 100 克、黑芝麻 20 克、黑枣 5 个煲粥，连吃五六次，可治疗便秘。

总之，一个人身体不好或病了，只要能按微量元素平衡的办法调理，很快就能恢复健康。坚持每二三个月检测头发一次，根据发检结果进行调理，保证与免疫功能有关的 14 个元素达标，人就会健康长寿，一辈子无大病。

我们这几十年来就是按上述办法生活，现今蓝老 90 岁，李老 84 岁，眼不蒙、耳不聋、牙不假，食得好、睡得好；思维敏捷，每天能坚持工作四五个小时以上，看书报、写作、电脑打字，通过电话、微信回答咨询；举办科普讲座，到老年大学讲课，帮助别人检测头发元素、分析，调治疾病；并且每天买菜做家务，很少得病，很少去医院看病，生活其乐融融。父母无病，不拖累儿女，他们可以安心工作。人到老龄能生活工作两不误，我们很满足了。希望我们的经验能够分享给其他老年人，让更多老年朋友过上健康幸福的晚年生活！

附录一 含重要微量元素的食物

1. 硒(Se) 成人日需量：50～200μg

鱿鱼、猪肾、鸡肉、海蜇、海虾、紫豆花、牡蛎、山核桃、燕麦、海参、鸭肝、河蟹、青鱼、鲮鱼、蘑菇、牛肉、鸡肉、玉米等。

2. 锌(Zn) 日需量：13岁以下3～13mg，13岁以上10～20mg

马肉、松子、南瓜、葵花子、豆腐皮、榛子、牡蛎、花茶、荞麦、眉豆、香菇、菊花、荷叶、黑豆、燕麦片、莲子、黄豆等。

3. 铬(Cr) 成人日需量：60μg

海带、黑木耳、绿豆、黄花菜、青豆、黑枣、紫菜、海参、花生米、猪肉、黄豆、香菇等。

4. 钙(Ca) 成人日需量：800～1000mg

木耳、荷叶、山楂、胡萝卜、紫菜、泥鳅、花菜、菊花、豆腐、黑豆、燕麦、黄豆、花生米、牛奶、鸡蛋黄等。

5. 镁(Mg) 成人日需量：300mg

甘草、虾皮、菊花、黑豆、黄豆、豆腐皮、燕麦片、香菇、花生、核桃、山楂、绿豆、胡萝卜、荷叶等。

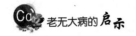

6. 铁(Fe)　成人日需量：10 ～ 20mg

菊花、荷叶、豆腐皮、紫菜、猪肝、黑豆、黄豆、花生等。

7. 铜(Cu)　成人日需量：2 ～ 3 mg

生蚝、鱿鱼、章鱼、虾米、菜干、莲子、菊花等。

8. 锰(Mn)　成人日需量：3.5mg

荷叶、花菜、木耳、莲子、香菇、燕麦片、冬菇、紫菜、黑豆、黄豆、金针菜、花生、玉米等。

9. 锶(Sr)　成人日需量：2mg

芥菜、山楂、黄芪、冬瓜、菜花等。

10. 钼(Mo)　成人日需量：150 ～ 500μg

黄豆、绿豆、紫菜、海带、黑木耳、黄花菜、花生米、红枣、玉米、香菇、胡萝卜等。

11. 钴(Co)　成人日需量：3 ～ 5μg

绿豆、玉竹、黑木耳、黄花菜、黑枣、红枣、杞子、香菇等。

12. 镍(Ni)　成人日需量：200 ～ 500μg

黄花菜、红枣、黑木耳、芝麻、莲子、紫菜等。

13. 铅(Pb)　成人每日从食物中可摄入约25mg

带子、蟹肉、鸭掌、虾肉、鱿鱼、海参、芹菜、韭菜、冬笋等。

14. 镉(Cd)　成人每日从食物中可摄取约25mg

茶叶、谷类、烟草、蟹肉、虾、带子、鱿鱼。

附录二 各种元素间的协同和拮抗关系

人体内有八九十种元素，它们不仅各自在体内发挥作用，而且常常互相协同、互相拮抗，共同进行着各种复杂的生理生化活动。

1. 锌与铜、锰、硒、铬、镉、铅的相互作用

高锌摄入，会抑制机体对铜的吸收利用；进食过多的铜可抑制锌的吸收，并加速锌的排泄。饮食中，锌过量，亦可抑制硒的吸收，拮抗过量硒的毒性，还可以消除镉、汞、铅和铝的毒性。锰、钙拮抗铁，铜可降低镉的毒性。锌和铬相互拮抗，通过补锌可降低体内铬的含量。

2. 硒与镍、砷、汞等元素的相互作用

硒和维生素E能降低铅中毒所致的中枢神经系统和造血功能损害，能降低砷、镉、汞的毒性。硒对有害元素镍、镉等有拮抗作用。

3. 铁与氟、钴、锰、铬、钒、铝、镉的作用

铁抑制锰与钴的吸收，钴过高也可影响铁的吸收，铁可增加氟的吸收，铁与铬竞争转运载体；食物中铁可减轻钒、镉、铅的毒性。

4. 锰与铁、锌、镍、硒、铅的相互作用

机体大量摄入锰，可抑制铁的吸收，降低血锌的

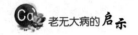

含量。锰可明显降低镍对细胞的杀伤作用，还可降低机体对硒的吸收，增加硒的排泄。摄入的铅增加，可使人组织中的锰含量升高，血锰量随血铅量的增加而上升。

5. 铜与铁、钼、硒、碘、铂、镉的相互作用

缺铜可影响铁的利用，造成缺铁性贫血；铜可抑制钼的吸收，防治钼中毒，而高含量的钼可加重缺铜症；高铜可明显阻碍硒的吸收，加剧碘缺乏。铜可抑制顺铂的毒性，而不降低其抗癌功效。铜还可以降低镉的毒性。

6. 钼与硅、钨、铅的相互作用

硅摄入量增加可使组织的血清钼下降；钨与钼互相拮抗，大量补充钨可使组织中的钼被钨取代，使含钼酶的活性降低至消失；钼能抑制肿瘤的生长，钨却促进肿瘤的生长；钼可防止铅在软组织中积蓄，有效预防铅中毒。

7. 镍与铁、铜的相互作用

镍与三价铁有协同作用，与二价铁有拮抗作用，镍在代谢中起拮抗铜的作用。

8. 铝与磷、钙、镁、氟、锌、铅的相互作用

铝可抑制磷在肠道吸收，并使钙排泄增多，造成缺钙；在柠檬酸的参与下，铝还可引起钙代谢紊乱，抑制钙的沉积；服食铝盐可增加钙、镁在尿中的排泄，

随着血浆铝的升高，血浆锌水平下降，血浆铅升高；铝在肠道内与氟结合，可明显增加氟的粪便排出，并降低血浆氟水平，影响骨代谢。

各种微量元素在人体内的相互作用是非常复杂的，元素之间既有协同作用，也有拮抗作用。总之，微量元素对人体健康有着重要作用。

参 考 文 献

[1] 习近平. 习近平谈治国理政（第一卷）[M]. 北京：外文出版社，2014.

[2] 何永庆. 为癌细胞平反[M]. 台北：华人文化传播股份有限公司，2008.

[3] 钟晓光，钟晓东，钟炳南. 元素平衡医学[M]. 广州：广东经济出版社，2003.

[4] 杨克敌，张天宝，王爱国. 微量元素与健康[M]. 北京：北京科学出版社，2003.

[5] 谢文伟. 易经与东方营养学[M]. 北京：华夏出版社，1995.

[6] 颜世铭，洪昭毅，李增禧. 实用元素医学[M]. 郑州：河南医科大学出版社，1999.

[7] 贺志光. 中医学[M]. 北京：人民卫生出版社，1996.

[8] ［美］阿德勒·戴维斯. 吃的营养学[M]. 呼和浩特：内蒙古人民出版社，2000.

[9] ［日］春山茂雄. 脑内革命[M]. 郑民钦译. 北京：中国对外翻译出版社，1998.

[10] 蓝统胜，李桂英，蓝召卫. 微量元素防病指南[M]. 广州：华南理工大学出版社，2006.